NOUVELLES RECHERCHES

SUR

L'IODO-RADIUMTHÉRAPIE DANS LA TUBERCULOSE

PAR

M. le docteur SAMUEL BERNHEIM

Président de l'OEuvre de la Tuberculose Humaine

Travail communiqué au Congrès International de la Tuberculose
(Rome, 14-20 avril 1912)

TOURS

IMPRIMERIE E. ARRAULT & Cie

6, RUE DE LA PRÉFECTURE, 6

—

1912

NOUVELLES RECHERCHES SUR L'IODO-RADIUMTHÉRAPIE DANS LA TUBERCULOSE,

par *M. le docteur* **SAMUEL BERNHEIM**,
Président de l'OEuvre de la Tuberculose Humaine.

« En thérapeutique antituberculeuse il faut être très prudent et ne se prononcer qu'au bout de plusieurs années. » C'est ainsi que s'exprima l'un des phtisiologues les plus éminents de l'époque contemporaine, M. le professeur Villemin, un Maître pour lequel la plupart de ses disciples professaient un véritable culte. Sa recommandation de prudence et de réserve n'était aucunement exagérée. En effet, tous ceux qui sont au courant de cette question, savent de combien de médicaments est encombré l'arsenal thérapeutique de la tuberculose et combien peu de ces agents médicamenteux résistent à l'usure du temps. Ce qui ne veut pas dire que certaines médications n'ont pas de valeur ni d'efficacité et que bien appliquées ces méthodes sérieusement étudiées ne triomphent de toutes les critiques.

L'iodo-radiumthérapie offre précisément la garantie exigée par notre regretté Maître, M. le professeur Villemin. Pendant des mois, pendant des années, cette méthode a été étudiée consciencieusement par M. le docteur de Szendeffy et M. le professeur Augustin, au laboratoire d'abord, puis sur le terrain expérimental. Ce n'est qu'après ces recherches expérimentales, renouvelées maintes fois et scrupuleusement contrôlées, que des savants universellement connus et estimés, M. le docteur Kertez-Aba, médecin de la Cour impériale d'Autriche-Hongrie, et M. le professeur Gerloczy, médecin en chef de l'hôpital Saint-Ladislas (Budapest), ont essayé l'iodo-radiumthérapie chez les malades de leurs hôpitaux. Après avoir connu les résultats thérapeutiques de ces distingués confrères, après avoir lu et médité l'importance de leurs observations cliniques, nous avons tenté nous-même une série de recherches, nous continuons à les poursuivre depuis près de deux années consécutives, et c'est après cinq années de travaux de laboratoire, d'expérimentations animales, de recherches cliniques, que nous venons présenter une étude d'ensemble sur cette nouvelle méthode thérapeutique.

CHAPITRE I

Qu'est-ce que l'Iodo-radiumthérapie ?

Mais d'abord qu'est-ce que l'iodo-radiumthérapie ? C'est à M. le docteur A. de Szendeffy, de Budapest, que revient le mérite d'avoir, le premier, songé à associer au médicament ancien l'iode, employé depuis fort longtemps en phtisiothérapie, le radium, découvert récemment par M. et Mme Curie. Au savant hongrois seul appartient la priorité de cette combinaison chimique, et tous ceux qui aujourd'hui voudraient se prévaloir d'un droit d'antériorité seront mal venus, car les premières communications sur l'iodo-menthol radio-actif par M. de Szendeffy remontent à l'année 1909. Au *Wanderversammlung der ungarischen Aerzte und Naturforscher*, à Miskolcz (août 1910), MM. le docteur de Szendeffy et le professeur Augustin firent la déclaration suivante (1) :

« Depuis, que l'on a découvert que le radium possède la propriété de détruire les bacilles, on a cherché à appliquer celle-ci à la thérapeutique. Malheureusement cette application n'est que très restreinte, car, outre l'effet destructif, cité plus haut, le radium en possède d'autres, à côté, qui peuvent être

___

(1) *Pester Medicin. Chir. Presse.* Budapest, 24 juillet 1910 et 28 août 1910.

nuisibles à l'organisme. C'est pour ce motif que l'emploi interne du radium est fort limité.

« Nous avons fait des recherches, lesquelles ont eu pour but d'essayer l'effet antiseptique qu'exercent : 1° les émanations du radium ; 2° le radium comme élément ; 3° d'autres antiseptiques combinés avec du radium. Pour nos expériences, nous avons employé le bacille coli commune, le bacille acido-résistant de Koch, en outre, d'autres bacilles (non acido-résistants) que nous avons cultivés des crachats de phtisiques. Nous nous basions ainsi non seulement sur la doctrine conservative de Koch, ayant trait au saprophyte acido-résistant, mais encore sur des théories plus récentes d'autres savants, tels que Ferran, Bertrand et Chabas. Nous conformant aux doctrines de ces derniers, nous avons cultivé des bacilles non-acido-résistants nommés « tuberculogènes », et nous avons également fait des essais avec ceux-ci.

« L'opinion de ces savants est connue : « Le bacille de Koch n'est ni l'agent primordial, ni la seule cause de la phtisie mais plutôt un effet de celle-ci, un résultat secondaire. Ceci expliquerait pourquoi la sérothérapie est restée sans résultat. Le bacille tuberculogène serait, d'après eux, un banal saprophyte, lequel se transforme accidentellement, devient virulent, et occasionne dans le tissu, où jusqu'alors il n'avait pas le caractère de pathogénéité, une inflammation spécifique, la phlegmasie prétuberculaire de Ferran, et la phtisie non folliculaire de Bertrand. D'après Auclair et Ferran, le caractère acido-résistant serait une apparition transitoire qui peut disparaître, et le bacille de Koch une « variété ».

« Pour étudier l'effet de l'émanation, nous avons employé 1 milligramme de radium bariumchlorid, lequel était recouvert d'une plaque de mica. Nous n'avons pas pu constater que cette quantité ait empêché la propagation ni des bacilles coli-commune, ni des acido-résistants ou des tuberculogènes.

« Lors de nos seconds essais, nous avons employé une solution aqueuse du radium bariumchlorid et n'avons pu constater — in vitro — l'enraiement de la propagation des cultures qu'après l'emploi d'une quantité relativement assez grande de radium. En employant de petites quantités nous ne sommes pas arrivés à obtenir un effet destructif des bacilles, même après avoir ajouté directement la solution au bouillon de culture.

« Nous avons fait une troisième série d'expériences en combinant le radium avec d'autres substances antiseptiques. — Ayant obtenu un résultat déjà appréciable avec des substances radio-actives mélangées avec des terpènes, nous avons employé, pour ces troisièmes expériences, de l'iode-menthol, à la solution duquel nous avons ajouté du radium bar. chl. ; 5 à 6 centigrammes de cette combinaison empêchèrent déjà — in vitro — la propagation des bacilles acido-résistants et des tuberculogènes. Pour obtenir un effet antiseptique, sans addition de radium, nous avons été obligés d'employer l'iode-menthol en quantité de 10 centigrammes. Il est à remarquer que la quantité de radium ajoutée à l'autre substance était si minime, qu'employée seule, elle n'exerçait absolument aucun effet sur les bacilles.

« Pour pouvoir essayer l'effet antiseptique sur les animaux, nous avons été obligés d'abord de fixer le dosage du remède.

« Nous avons employé pour ces expériences des cobayes du poids de 200 à 350 grammes et des lapins de 900 à 1.000 grammes. Nous avons fait, avec le mélange cité plus haut, des injections sous-cutanées chez les uns, et chez d'autres animaux des injections intrapéritonéales.

« Nous avons constaté que les animaux supportaient bien des injections de 5 à 6 centigrammes et qu'en faisant ces injections tous les deux jours, pendant un laps de temps assez long, il ne s'était produit aucun phénomène d'intoxication. Nous avons alors essayé l'effet antiseptique du remède sur des animaux auxquels nous avons transmis l'infection soit par l'inhalation, soit par des injections sous-cutanées, ou intra-péritonéales de bacilles acido-résistants.

« Dans un cas, nous avons transmis l'infection par injection intra-péritonéale de 0,2 milligrammes de culture de bacilles acido-résistants en émulsion aqueuse.

« L'un des animaux reçut avant l'infection 3 injections sous-cutanées d'iode-menthol radio-actif (3 centigrammes chaque jour) et après l'infection, 10 injections de même manière. Les deux bêtes de contrôle moururent l'une six semaines, l'autre dix semaines après l'infection. Après dissection nous avons trouvé dans les poumons, de même que dans la cavité abdominale, de nombreux tuber cules.

« La bête en traitement fut disséquée au bout de six semaines et nous n'avons trouvé que quelques tubercules à l'épiploon. Les poumons étaient parfaitement sains (injection prophylactique).

« Dans un autre cas, nous avons transmis l'infection à des cobayes, par injections sous-cutanées de bacilles acido-résistants à la paroi du ventre et à la face externe des cuisses. Nous avons produit ainsi l'ulcération des ganglions inguinaux. Une partie des animaux reçut alors, tous les deux jours, une injection sous-cutanée de 3 centigrammes de substance additionnée de un demi-centimètre cube d'ol. amygd. dulc.

« Les bêtes de contrôle moururent dans l'espace de 4 à 10 semaines. Chez celles en traitement les ulcères commencèrent à se cicatriser et, ce qui est à remarquer, les bêtes sont aujourd'hui, six mois après l'infection, encore en vie.

« Chez les bêtes auxquelles nous avons transmis l'infection par inhalation, nous n'avons pu obtenir de résultat qu'en mettant le traitement en vigueur de dix à quinze jours après l'infection ; passé ce temps, le traitement est resté sans effet, et les bêtes moururent après six ou huit semaines.

« Les animaux infectés au moyen de bacilles non acido-résistants moururent en quelques jours, ce qui ne permit pas à l'effet antiseptique de se produire ; cependant dans les cas où les bacilles étaient moins virulents, les bêtes purent être conservées par le traitement par injections.

« Nous continuons nos recherches expérimentales avec des substances radio-actives ; cette publication n'a pour but, que de rendre attentif sur l'effet antibacillaire obtenu, en employant un antiseptique dont nous avons augmenté l'effet, en y ajoutant du radium. »

Un peu plus tard, MM. le docteur de Szendeffy et le professeur Augustin reviennent à nouveau sur leurs recherches expérimentales avec le Dioradin et ils déclarent : « Pour les cas de thérapeutique pratique les terpènes radio-actifs (iode-menthol radio-actif) sont tout indiqués. Dans nos différentes séries d'expériences nous avons été à même, de pouvoir observer, d'une part, l'effet thérapeutique, de l'autre, l'effet prophylactique des terpènes radio-actifs. Des essais que nous avons faits jusqu'à ce jour, sont résultés deux faits bien évidents, qui témoignent que notre remède peut être approprié à un usage pratique. D'abord, nous avons constaté que de ces animaux infectés à l'aide de saprophytes acido-résistants, et traités avec des terpènes radioactifs, ceux-là seuls moururent qui ne reçurent les injections que fort longtemps après que l'infection s'était manifestée, donc, à un moment où les bêtes étaient déjà en très mauvais état. On sait que, chez l'animal, l'état pathologique se développe fort rapidement, et qu'il occasionne dans l'organisme, de sérieux dégâts. Par contre, chez ceux des animaux traités par les terpènes aussitôt après l'apparition de l'infection, l'état tuberculeux n'eut pas le temps de se manifester. De même, en donnant aux animaux 2 ou 3 injections d'iode-menthol avant de leur transmettre l'infection, nous avons empêché l'état pathologique de se produire. A dessein d'examen, nous avons tué deux des animaux de cette série, et, tandis qu'après dissection nous constations chez l'un, que tous ses organes étaient absolument intacts, nous ne trouvions chez l'autre, que quelques tubercules à l'épiploon seulement, et cela en si petite quantité, que la bête ne s'en montrait incommodée d'aucune manière. Elle était alerte, mangeait de bon appétit, augmentait de poids et, pas plus que les autres animaux en traitement, ne serait morte de l'infection transmise. Il faut admettre, que dans ce cas, les injections d'iode-menthol radio-actif, faisant l'effet de moyens de défense, parèrent au développement ultérieur de l'état pathologique en évolution. L'efficacité du médicament employé était d'autant plus évidente, que les animaux de contrôle, également infectés par l'inoculation de bacilles acido-résistants, et non traités par injection d'iode-menthol radio-actif périrent tous sans exception, après un amaigrissement excessif. Après dissection de ces derniers, nous avons trouvé disséminés dans les poumons et dans les autres organes, des tubercules qui témoignaient d'une infection certaine de la tuberculose.

« Le Dioradin semble donc remplir son but, tout autant sous le rapport de la thérapeutique que sous celui de la prophylaxie ; nous faisons remarquer, en outre, que pendant toute la durée de nos expériences nous n'avons pas pu observer que son emploi ait causé aucun effet nuisible ou même désagréable à l'organisme. Ceci constitue une raison assez puissante pour pouvoir recommander l'emploi pratique du remède, lequel spécialement dans les cas de tuberculose humaine, sera apte à rendre des services. Nos expériences sur les tuberculeux sont en cours,

et les résultats que nous en avons obtenus, jusqu'à présent, étant très satisfaisants, promettent bien pour l'avenir. »

Nous tenions à citer *in extenso* ces communications préliminaires pour bien démontrer avec quelle probité scientifique ces expériences ont été conduites, renouvelées, contrôlées, et vérifiées des centaines de fois avant d'avoir tenté aucune application sur le terrain clinique. Il serait à souhaiter que toute médication nouvelle subisse un contrôle semblable, une critique pareille avant d'être révélée au corps médical et au grand public. Il y aurait certes moins de surprises désagréables.

CHAPITRE II

L'iode dans la thérapeutique antituberculeuse.

Ce point d'histoire mis au point, il nous semble utile d'examiner la valeur des composés chimiques qui agissent dans le Dioradin.

A tout seigneur tout honneur. C'est l'iode qui est préconisé depuis de longues années comme médicament antibacillaire. C'est par lui que nous allons commencer cette étude.

Tout le monde connaît les propriétés antiseptiques de l'iode. Ces qualités antiseptiques ont été utilisées en médecine et en chirurgie.

Pour bien apprécier la valeur thérapeutique de l'iode il faut connaître son action sur les fonctions de l'organisme.

Sur la nutrition l'iode agit favorablement en augmentant les échanges et la désassimilation. Et c'est l'iode mis en liberté qui agit surtout.

La désintégration de la molécule albuminoïde est prouvée par l'augmentation constante de l'azote urinaire total. Notons cependant que le rapport entre la quantité d'azote et d'iode éliminés est loin d'être constant. Il a été prouvé expérimentalement que la proportion d'azote éliminé par l'urine est bien supérieure à celle qui correspond à l'iode susceptible de déterminer la désintégration de l'albumine représentée par ce chiffre d'azote.

L'influence de l'iode sur la nutrition est variable suivant l'élément ou les éléments combinés à l'iode. L'élément peut avoir une action secondaire mais parfois prédominante. L'iode a une action élective sur le tissu lymphoïde qu'il stimule énergiquement. Il a de même une action particulière sur les séreuses et y détermine la production d'une abondante leucocytose mononucléaire. Cette hyperactivité se traduit par une surproduction de cellules lymphatiques.

L'iode est réparti dans l'organisme par les leucocytes. Ceux-ci l'absorbent par une portion de leur protoplasma. Assez rapidement le protoplasma est modifié et le métalloïde fixé se transforme en iodo-albuminoïde ne donnant plus les réactions chimiques de l'iode.

L'iode est un véritable médicament spécifique du tissu lymphoïde. C'est un agent efficace de mononucléose; il stimule l'activité ganglionnaire, produit des macrophages et permet ainsi à l'organisme de mieux lutter contre l'infection.

La plupart des glandes sécrètent d'une façon exagérée sous l'influence des iodiques. Cette hypersécrétion est très intense dans les glandes salivaires, buccales, pharyngiennes, nasales et lacrymales.

« Par ces diverses sécrétions l'iode s'élimine par petites quantités pendant assez longtemps. C'est ainsi qu'on peut retrouver l'iode dans la salive pendant plusieurs semaines.

« L'iode s'élimine également par la sueur et ceci explique les réactions cutanées plus ou moins intenses observées, par suite de la mise en liberté d'iode sur les téguments.

« Au contraire la sécrétion lactée est diminuée ou même tarie par l'iode.

« De leur côté les échanges respiratoires subissent sous l'influence de l'iode de profondes modifications.

« Au début on note une augmentation du quotient respiratoire ou du rapport de l'oxygène absorbé à l'acide carbonique produit : $\frac{O}{Co^2}$. « Dans les expériences de Henri-Jean et Corin, cette augmentation persistait durant une période de 24 heures, ce qui permet de conclure que des corps riches en oxygène se sont réduits pour former des corps pauvres en oxygène et de l'acide carbonique indépendant de l'oxygène absorbé, comme dans les expériences de Hanriot sur l'assimilation des hydrates de carbone. » (POUCHET.)

Au bout d'un certain temps le quotient respiratoire revient à la normale ou tombe au-dessous. « Chez les animaux soumis au jeûne prolongé, le quotient respiratoire atteint après la suppression des iodiques, une valeur notablement plus faible que celle à laquelle on arrive chez le même animal lorsqu'on ne lui administre pas d'iode. Cette chute du quotient respiratoire indique que l'animal après avoir utilisé les hydrates de carbone de son alimentation, consomme ensuite les albuminoïdes, en même temps que l'intensité des combustions va en diminuant». (POUCHET.)

Ces modifications n'ont pas d'influence sur la production de chaleur. La chaleur due à la formation endothermique de la graisse est brûlée ultérieurement. Il y a donc compensation.

« En résumé, désassimilation plus facile et plus rapide de la molécule albumineuse par suite de sa combinaison transitoire avec l'iode, affinité particulière pour certains albuminoïdes pathologiques ou de néoformation, dissociation en un groupement azoté qui s'élimine par les urines et un groupement gras qui se combine ultérieurement, augmentation au début, puis retour à la normale ou même diminution du quotient respiratoire, telles sont les modifications caractérisant l'influence de l'iode sur la nutrition. » (POUCHET.)

Les expériences faites avec l'iode et les iodiques montrent que ces corps ont une action analogue à celle de l'iode libre en petites quantités. Il y a, d'une part, excitation des nerfs vaso-constricteurs et des nerfs accélérateurs du cœur, d'autre part diminution de l'excitabilité des nerfs vaso-dilatateurs et des nerfs modérateurs cardiaques.

Cette action est en raison directe de la quantité d'iode libre dégagé de la décomposition de l'iodique et inversement proportionnelle au temps nécessité par ce dégagement d'iode.

Contrairement à ce qu'on a dit jusqu'ici, l'iode est un agent hypertonique et s'il modère la tension sanguine c'est par une action secondaire.

L'iode a en outre une action lymphagogue très importante. Elle se produit sous l'influence d'une action propre de l'iode sur la paroi vasculaire.

Il a aussi une action générale due à la diffusion de l'iode dans l'organisme et à sa combinaison avec les albuminoïdes facilitant sa pénétration dans le sang.

L'iode possède un pouvoir antiseptique considérable. Il a une double action : il stérilise le terrain et détruit les toxines élaborées par les cellules.

« L'iode, dit Pouchet, a une triple action sur l'appareil respiratoire :

1° La période de transsudation suivie de l'hyperhémie qui caractérise la période de vaso-dilatation détermine une hypersécrétion bronchique ayant pour conséquence la liquéfaction des exsudats visqueux et leur plus facile expulsion, l'air pénètre mieux dans l'appareil respiratoire, les échanges gazeux sont facilités, et l'on peut expliquer ainsi les bons effets de l'emploi des iodiques dans l'asthme ;

2° Par suite de la plus grande activité de la circulation intra-pulmonaire, les stases veineuses sont résolues, d'où les avantages obtenus chez les cardiaques, sans préjudice du véritable drainage effectué par la résorption du liquide transsudé ;

3° L'activité imprimée à la circulation et aux échanges gazeux diminue la proportion relative d'acide carbonique contenue dans le sang, d'où résulte une diminution de l'influence excitante exercée par le sang sur le bulbe. D'autre part, la déplétion sanguine réalisée par la transsudation favorise les actes respiratoires ; et le drainage consécutif de l'organisme par la résorption du liquide transsudé, suivie de l'élimination des substances étrangères à la composition normale du plasma sanguin, entraîne les matériaux de déchet qui interviennent pour une large part dans les modifications apportées au fonctionnement régulier des deux grandes fonctions circulatoire et respiratoire. On pourrait invoquer également pour interpréter les effets eupnéiques des composés iodés, une influence exercée directement sur le bulbe ; mais aucun fait positif ne permet d'accepter cette manière de voir basée sur l'action produite par des composés tels que l'iodoforme, dont les propriétés pharmacodynamiques sont essentiellement différentes de celles des iodiques proprement dits.

« Pour ces diverses raisons, les iodiques exercent une action modificatrice accentuée sur le cœur et la respiration. Les doses élevées intéressent plus particulièrement l'appareil respiratoire et provoquent une congestion pulmonaire intense avec tendance aux hémorragies. Cette congestion s'accompagne de l'apparition d'une grande quantité de leucocytes éosinophiles.

« L'iode en nature est moins congestionnant que les iodures, et, à cet égard, l'iodure de potassium joue le rôle le plus actif. De là précisément, le danger de l'emploi des iodiques chez les tuberculeux, chez lesquels on a pu le comparer aux résultats obtenus avec la tuberculine.

« Sous l'influence de la médication iodurée,

des signes stéthoscopiques indiscutables peuvent apparaître, révélant ainsi l'existence d'une tuberculose latente ; et l'on a maintes fois signalé des congestions plus ou moins intenses, des hémoptysies, en un mot une aggravation des symptômes pulmonaires chez les tuberculeux avérés.

« Les troubles respiratoires observés sous l'influence des doses toxiques rappellent ceux que l'on constate dans l'empoisonnement par les acides dilués. Ils ont été attribués par Pellacani à la soustraction du potassium, parce que les iodates et l'iodoforme ne les provoqueraient pas. »

Nous avons tenu à citer *in extenso* ce passage de l'intéressant ouvrage de M. Pouchet pour bien démontrer quelle action intense l'iode exerce sur les voies respiratoires. Nous verrons plus loin que cette puissance d'action est encore augmentée quand l'iode est associé au radium comme cela existe pour le Dioradin.

L'iode possède plusieurs propriétés qu'on peut faire intervenir dans la thérapeutique de la phtisie. Il est très utile dans le traitement de la scrofule. Il a en outre une action antiseptique très nette et une action révulsive.

Les indications thérapeutiques de l'iode sont fort nombreuses.

On trouve dans l'emploi de l'iode de grands avantages alors même qu'on n'est pas fixé sur les résultats qu'on en peut obtenir.

D'abord l'iode rend la décomposition des sels plus énergiques, ce qui a pour effet de faciliter les échanges et la nutrition. Il augmente ensuite les moyens de défense de l'organisme, active la désassimilation, modifie avec plus ou moins d'énergie les fonctions respiratoires et circulatoires. Enfin il assure le drainage de l'organisme et agit d'une manière élective sur les tissus de néoformation. Il montre une grande affinité pour les produits albuminoïdes néoformés, draine l'organisme, modifie les processus intimes de la nutrition,

agit directement sur les produits de l'activité du virus et sur les agents chargés de le détruire dans l'organisme.

En résumé, c'est un agent vasculaire, respiratoire et nervin qui modifie les sécrétions et la nutrition et amène, comme topique, une révulsion locale.

« En favorisant la diapédèse, en augmentant l'activité des tissus, surtout du tissu lymphoïde, en provoquant la résorption des exsudats et la disparition des tissus pathologiques montrant une tendance à la dégénérescence graisseuse, les iodiques répondent aux indications primordiales des affections ganglionnaires, *de la strume, de l'adénite tuberculeuse chronique*, des adénopathies chroniques, des arthropathies anciennes.

« Dans toutes ces circonstances il n'agit pas tant comme antiseptique et comme modificateur qu'en suscitant et favorisant les défenses normales de l'organisme. » (POUCHET.)

Le drainage a une très grande importance, aussi grande que celle de l'action de l'iode sur les albuminoïdes et sur les leucocytes.

M. Lortat-Jacob a montré que, lors de la convalescence, le sang présente de la mononucléose et cette mononucléose est d'autant plus intense que la maladie est suivie d'une immunité plus durable. Il y a donc une relation étroite entre l'immunité et la mononucléose. Il se pourrait même que la mononucléose intervînt dans la production de l'immunité.

Ces hautes qualités de l'iode l'ont indiqué dans les différentes formes de la tuberculose. M. Durante a obtenu d'excellents résultats dans le traitement de la tuberculose chirurgicale, au moyen d'injections hypodermiques d'iode. Depuis, un grand nombre de chirurgiens ont eu recours à cette méthode.

Emilio Meynier l'a employée chez plusieurs tuberculeux, chez des malades dont la majorité était représentée par des enfants âgés de 2 à 12 ans ; dans 2 cas seulement il s'agissait d'adolescents dont l'un était âgé de 15 et l'autre de 18 ans.

Les affections traitées étaient : adénites multiples, caries osseuses, ostéomyélites, arthrites, et synovites. Dans tous les cas où on avait pu continuer assez longtemps, l'auteur a obtenu les résultats les plus satisfaisants.

La guérison pouvait être considérée comme définitive.

Voici les conclusions que Meynier formule, en se basant sur ses 25 observations personnelles.

1° La méthode du docteur Durante, dans le traitement des affections tuberculeuses ganglionnaires, osseuses et articulaires, doit être considérée comme une acquisition précieuse pour la thérapeutique chirurgicale.

2° Les injections d'iode sont admirablement supportées par les enfants chez lesquels il ne faut pas dépasser la dose de 0,03 centigrammes d'iode par jour ; le traitement doit être suspendu, dès qu'on aura constaté les premiers phénomènes d'intolérance.

4° Pour obtenir des effets utiles de cette médication, il faut élever progressivement la concentration de la solution iodée, dans les cas compliqués de suppuration, on devra d'abord la combattre par une antisepsie rigoureuse.

5° Dans la tuberculose ganglionnaire, la méthode de Durante peut suffire seule et éviter l'énucléation des ganglions malades, ce qui est un grand avantage, étant donné que l'énucléation est suivie très souvent de récidives. L'iode agit d'abord en diminuant l'infiltration périglandulaire et en ramollissant les ganglions malades ; 20 injections environ suffisent pour amener ce résultat; la résolution complète est obtenue avec 50 injections en moyenne.

6° Dans plusieurs affections tuberculeuses, osseuses et articulaires la méthode de Durante est d'une efficacité incontestable : elle suffit pour amener la guérison, dans nombre de

cas d'ostéomyélite tuberculeuse avec trajets fistuleux du tarse, du carpe et des phalanges, M. Marouo a expérimenté cette méthode avec succès sur des sujets tuberculeux et non tuberculeux ; le nombre total des injections est de 400, chaque seringue contenant 3 centigrammes d'iode. Il rapporte les observations les plus intéressantes : un cas d'exsudat pleurétique, un cas de foyer tuberculeux du maxillaire supérieur, un cas de scrofulose généralisée, un cas de lymphadénite caséeuse multiple, un cas de péritonite tuberculeuse etc...

D'autres cliniciens ont encore éprouvé l'action sclérosante de l'iode en tuberculose chirurgicale et pulmonaire. M. Gaube, du Gers, insiste sur l'action antibactérienne de l'iode injecté dans l'organisme. Nous reviendrons du reste ultérieurement sur cette propriété qui est singulièrement développée dans l'iode rendu radio-actif, tel que le composé chimique a été préparé par M. de Szendeffy dans la formule dénommée « Dioradin ». Auparavant disons aussi quelques mots du radium qui entre également dans ce composé chimique.

CHAPITRE III

Effets thérapeutiques et physiologiques du radium en tuberculose.

Dans nos travaux antérieurs nous avons vu quel rôle joue, dans la thérapeutique de la tuberculose, le Dioradin. Nous avons cité les résultats obtenus par de nombreux confrères français et étrangers, et tous ont obtenu des résultats très encourageants. L'iodo-radiumthérapie employée a donné des guérisons nombreuses d'adénopathies récidivantes, de fistules, de caries des os, de tuberculose pulmonaire et laryngée. Nous rapporterons plus loin de nouveaux documents cliniques et expérimentaux qui convaincront les plus sceptiques. Auparavant, nous nous proposons d'étudier les effets thérapeutiques et physiologiques du radium.

Plusieurs auteurs se sont déjà occupés de cette intéersante question. Le docteur Morlet, d'Anvers, a fait des essais en juin 1911, et son premier travail, mettant au point cette importante question thérapeutique, a été présenté le 14 décembre à la Société de Médecine d'Anvers.

Il a étudié l'action biologique du radium, dans l'organisme :

1° Sur la nutrition ;

2° Sur les ferments;

3° Sur les bactéries ;

4° Sur l'acide urique.

A. *Action sur les échanges.* — Il y a une augmentation très marquée des échanges, d'après les expériences de Silberglect et Kikkoji (Japon), résultats confirmés par les travaux de Chevrier (de Paris). Ce dernier a montré qu'après les injections de sulfate de radium, tous les matériaux de l'urine voient leur quantité accrue, sauf les chlorures, preuve de l'activation des combustions. La radio-activité générale de l'organisme s'accompagne donc d'une excitation des phénomènes de nutrition. Ce même auteur a démontré, en outre, que le chiffre des globules rouges, sous l'action de cette thérapeutique, augmente dans les proportions de 450.000 à 500.000 en 3 semaines.

B. *Action sur les ferments.* — Les ferments sont beaucoup plus actifs par suite du traitement. Brousteur et Bergell l'ont reconnu pour le ferment pancréatique, Bergell et Brikel pour la pepsine, Lowenthal et Eldelsteur pour les ferments autolytiques, Lowenthal et Whalgemith pour le ferment diastasique.

Le ferment glycolytique serait aussi actif par suite de l'émanation du radium.

C. *Action sur les bactéries et toxines.* — Les cultures seraient très ralenties, même d'une façon supérieure à l'action produite par les rayons seuls, par l'émanation des sub-stances radio-actives d'après Wulikhun, M. et Mme Fabre et Ostrowsky.

D. *Action sur l'acide urique.* — Gutzent a démontré par des expériences concluantes de laboratoire, que sous l'influence de l'émanation, le mono-urate de soude insoluble et stable était transformé en une autre forme soluble et instable, qui se décompose en CO^2 et AzH^3. D'après la statistique faite par cet auteur, 13 fois sur 14 l'acide urique a disparu ; — selon une statistique de His, 24 sur 28 ; sur 18 analyses du sang, 15 accusent une diminution ou disparition de l'acide urique.

L'action sur les toxines a encore été étudiée par divers auteurs, l'action de l'émanation sur la nécro-tuberculine d'Ostrowsky, la toxine tétanique, la toxine diphtérique et sur une émulsion de bacilles de Koch vivants.

Pour la nécro-tuberculine, alors que cette toxine tue les cobayes témoins, de 24 heures à trois jours après inoculation, des cobayes ayant reçu de la nécro-tuberculine radio-activée pendant 10 à 40 jours par du sulfate de radium en quantité variant de 10 à 40 microgrammes, ont survécu de 10 jours à 2 mois et demi après l'intoxication. On constata que les lésions toxiques ont toujours été moins étendues chez les cobayes radio-activés. On a remarqué que l'action du radium sur la nécro-tuberculine paraît plus nette quand on emploie des doses moyennes et qu'on laisse le sel radique plus de 30 jours en contact avec l'endotoxine.

La toxine tétanique n'a présenté, sous l'influence du radium, aucune diminution de virulence. Voici ce qu'ont donné les résultats sur la toxine diphtérique : Les cobayes de contrôle sont morts 24 à 72 heures après inoculation ; ceux inoculés avec la toxine radifère survivaient de 5 à 30 jours.

Les lésions des capsules surrénales étaient moins intéressées chez ces derniers cobayes.

Enfin, des cobayes ont reçu une émulsion de bacilles tuberculeux ordinaires, d'autres une émulsion additionnée de 2 centimètres cubes de sérum contenant 40 microgrammes de sulfate de radium. Les lésions constatées au bout de 30 jours ont été très différentes dans les deux cas. Les cobayes radio-activés présentaient localement une ulcération qui cicatrisait vite ; les lésions ganglionnaires et viscérales étaient moins prononcées que chez les témoins.

L'élimination de la moitié du sulfate de radium injecté a été démontrée par l'expérience connue s'effectuant 48 heures après ; pour le reste, l'élimination est tellement lente que des cobayes ayant survécu 2 mois présentaient à peu près la même proportion de radium que ceux ayant survécu quelques jours.

D'après M. Foveau de Courmelles (*Revue thérapeutique médico-chirurgicale*, 1911, p. 829) l'action du radium se rapprocherait de l'électrolyse et comme pour les rayons ultra-violets, il se produirait des phénomènes de même ordre, faits confirmés par le docteur Dekeysen qui préconise les irradiations radiques, Mme Fabre, M. Zimmern, par l'emploi des boues ferrugineuses ractio-actives ; M. Haret emploie l'electrolyse pour faire pénétrer le radium sous forme d'ions au travers de la peau, dans l'intimité de chacun des éléments cellulaires des néoplasmes.

Les recherches de M. Lowenthal ont montré que l'émanation du radium se comporte à l'égard de l'organisme comme un gaz. Il a appliqué le procédé de l' « Emanatoire » au traitement des diverses manifestations de l'arthritisme, enfermant le patient pour quelques heures dans une cabine bien isolée et chargée d'émanations. M. Gudzen, assistant du professeur His, professeur de clinique médicale à la Faculté de médecine de Berlin, dispose de plus de 400 observations dans lesquelles ce procédé thérapeutique a été utilisé.

Jamais M. Gudzent n'a eu à enregistrer d'aggravation sérieuse à la suite du traitement, même la crainte de voir survenir l'albuminurie n'est nullement fondée. Le traitement, semble avoir une action calmante sur le système nerveux, action qui se manifeste par une amélioration du sommeil.

Dans les cas de nervosisme accentué, il n'a eu qu'à diminuer la dose de l'émanation pour faire disparaître les troubles.

Là, encore il s'agit de formes légères et moyennement graves. L'âge joue un rôle, les formes séniles restant sans amélioration.

Des études faites sur l'action des rayons X sur le sang des radiologues ont fourni des résultats intéressants : la leucémie est la règle.

MM. W. Jagie, Schwarz, Scebenkock, en Allemagne, et Aubertin, en France, ont étudié le sang des radiologues professionnels.

D'après les auteurs allemands, les globules blancs sont diminués et la formule présenterait une inversion caractérisée par la mononucléose, il y aurait hyponucléose et aussi une hypoéosinophilie. D'après M. Aubertin, sur 7 radiologues, 2 seulement présentaient de la mononucléose ; il y avait dans des cas 45 pour 100 de diminution des polynucléaires ; dans d'autres une forte proportion de lymphocytes. Les éosinophiles étaient en proportion normale.

Dans les autres cas il a trouvé de la polynucléose.

En résumé le sang des radiologues présente des modifications importantes, les globules blancs étant souvent au dessous de la normale.

Dans nos travaux précédents nous avons constaté l'action du radium sur les hémorragies. Ces résultats ont été confirmés par le docteur J. Mortin qui, dans des cas de cancers utérins inopérables, a vu les écoulements fétides, les hémorragies cesser.

Le professeur G. Petit, d'Alfort, a eu à enregistrer des succès importants en traitant des animaux, des chevaux en particulier, par les boues radio-actives.

Il obtient des résultats merveilleux dans les dermatoses, lymphangites et crevasses du paturon, pododermatites, arthropathies et synovites ou tendinites.

Il a étudié les actions du sérum radio-actif provenant d'un cheval soumis aux injections intraveineuses de sulfate de radium insoluble ; il a constaté que celui-ci persistait dans l'organisme plus d'un an après y avoir été introduit.

Le docteur A. Mœller a constaté que le radium agit à la façon d'un gaz et l'émanation possède et conserve pendant quelque temps une énergie radio-active 100 fois plus forte que celle du radium lui-même.

Mme Ama Larka, après de nombreuses expériences de laboratoire, a constaté que l'élimination du radium se fait surtout par la voie pulmonaire. Plusieurs auteurs en ont trouvé des traces dans les urines, une partie serait évacuée par les fèces.

Le docteur Vilbergleit a constaté que les émanations du radium augmentaient les échanges organiques.

Les docteurs Nagelschmidt et Kohlraust ont également trouvé que l'émanation dégage des rayonnements pénétrant dans tous les tissus ; ils la comparent à l'oxygène de l'air, qui pénètre à travers les poumons dans le sang, est utilisé dans les tissus et éliminé par la muqueuse pulmonaire.

Enfin, on connaît l'action du radium en chirurgie. Nous avons parlé des travaux des docteurs Wickham et Degrais sur les affections de la peau et les tumeurs externes de diverse nature. Le docteur Bayet, l'éminent dermatologiste de Bruxelles, parle du radium comme traitement sûr et rapide des nervodermites.

Pour le docteur Moeler, il n'y a pas d'inconvénients à l'emploi du radium.

Le radium est un analgésique puissant fai-

sant disparaître les douleurs térébrantes et lancinantes des tumeurs du sein, arthrite, sciatique, névralgies, tabes et le zona.

Les docteurs Wickham et Paul Degrais cherchent à expliquer le mécanisme de l'action du radium. La chaleur, la vitesse et l'énergie peuvent être prises pour ce qui concerne les rayons α et β. Pour les rayons γ ils s'expliquent mal leur action.

Récemment W. Deane-Butcher a émis l'hypothèse d'une production par le radium d'antitoxines et d'anticorps, qui détermineraient l'auto-immunisation et par suite la disparition des lésions.

D'après M. le professeur Gudzent, l'estomac et l'intestin résorbent assez vite le radium. Par les lymphatiques et la circulation veineuse il passe dans le foie, arrive dans le cœur droit, de là aux poumons, où il est en grande partie éliminé.

En résumé, le radium absorbé par émanation par la voie gastro-intestinale ou par injection hypodermique a les propriétés suivantes :

1° Il active les ferments ;

2° Il a une action thérapeutique sur la résorption des centres de la maladie et sur l'augmentation de la nutrition ;

3° Une action résolvante sur l'acide urique ;

4° Une action contre les inflammations ;

5° Les rayons du radium entravent le développement des colonies microbiennes.

CHAPITRE IV

Considérations générales sur l'iodo-radiumthérapie.

Il nous semblait utile de mettre bien en relief les propriétés de l'iode et du radium, les deux principaux agents qui entrent dans l'alliage chimique du Dioradin. Cette étude préliminaire indispensable nous permettra d'interpréter ultérieurement la plupart des faits cliniques que nous allons rapporter dans un instant.

L'iode comme le radium s'éliminent lentement et en grande partie par la voie pulmonaire. C'est ce qui explique l'action du Dioradin sur la tuberculose, non seulement pendant le traitement, mais encore longtemps après la cessation des injections de Dioradin.

L'iode agit en stimulant le tissu lymphoïde, en influençant d'une façon spéciale la nutrition et, par une action accessoire sur le cœur, la circulation et la respiration.

Par action sur le tissu lymphoïde, l'iode engendre des macrophages, qui débarrassent l'organisme des produits de déchets cellulaires dus à l'infection et à l'intoxication.

D'un autre côté, le radium augmente le nombre de globules rouges et neutralise les bactéries et surtout les toxines.

De cette façon, l'organisme se trouve renforcé pour lutter contre les toxines. Dans toutes les applications l'iode radio-actif agit en antitoxinique puissant, stérilisant le terrain par son action microbicide.

Par son mode d'action spécial sur la nutrition, l'iode radio-actif combat énergiquement la dégénérescence produite par les troubles de la désassimilation. La molécule albuminoïde acquiert une oxydation plus complète et plus facile.

Cette action de l'iode radio-actif s'accompagne d'hydrémie qui joue un rôle important dans le drainage des tissus. Le drainage est encore plus intense avec des chlorures. Mais les iodures jouissent de propriétés très particulières vis-à-vis des albumines et du tissu lymphoïde. Les combustions sont plus actives, il y a désencombrement et liquéfaction des exsudats.

Par la diminution de la tension sanguine l'iode radio-actif amoindrit le travail du cœur. Le drainage qui suit la transsudation de la partie liquide du sang fait disparaître les œdèmes.

La lymphe devenue plus riche en sels, enlève par osmose de l'eau aux éléments cellulaires ou aux exsudations pathologiques.

Nous présenterons dans un instant une série de faits qui démontreront d'une façon définitive l'action stérilisante de l'organisme par l'iode menthol radio-actif. Déjà antérieurement nous avons observé que les strepto- et staphylocoques, contenus dans les crachats des tuberculeux diminuaient dès les premières injections de Dioradin et finissaient par disparaître. Mais voilà un travail inédit poursuivi depuis le 1er janvier 1911 par l'un des plus grands savants du monde entier, M. le professeur Sigismond Gerloczy, qui vient à l'appui de notre affirmation.

M. le professeur Sigismond Gerloczy a soumis dans son grand hôpital de maladies infectieuses de Budapest un certain nombre de cas de scarlatine. Nous cédons la parole à notre savant confrère qui dit :

« Le nombre énorme des cas de fièvre scarlatine que l'on traite dans notre hôpital nous offre, au cours d'un semestre, matière abondante pour nos conclusions.

« Je ferai encore remarquer que les hôpitaux Saint-Ladislas et Saint-Gellert, de Budapest, qui sont des hôpitaux publics pour les malades atteints d'infections aiguës, comprennent encore la section du médecin-chef, docteur Cornel Preisich, professeur d'Université, et du médecin-chef, docteur Alexander Furka. Les cas de fièvre scarlatine étant les plus fréquents dans notre hôpital, chacun de nous trois traite un grand nombre de scarlatineux.

« Dans mes trois pavillons, j'ai appliqué le Dioradin, tandis que mes collègues ont traité leurs malades d'après le traitement symptomatique qu'ils préfèrent.

« Pour rendre compte de mes expériences, je prends un semestre entier, qui va du 1er janvier 1911 au 30 juin 1911. Pendant ce semestre, on a amené dans notre hôpital,

1.546 scarlatineux, dont 828 dans mes pavillons et 718 dans la section de mes deux collègues. *Les malades ont été répartis dans les diverses sections sans tenir compte de la gravité des cas ; les femmes ont été amenées dans l'un de mes pavillons et les hommes dans la section de mes deux collègues.*

« Pendant ce semestre, j'ai eu sur 828 patients, 780 guérisons, soit 94,3 p. 100 et 48 décès, soit 5,7 p. 100. Parmi les 718 malades admis dans la section de mes collègues, nous avons eu 637 guéris (88,8 p. 100) et 81 décès (11,2 p. 100).

« *Dans cette dernière section, la mortalité a été deux fois plus grande que chez moi.*

« Cet écart de 5,5 p. 100 qui se montre, au profit de ma section, dans le chiffre de la mortalité, alors que l'autre section aussi accusait une mortalité de 11,2 p. 100 seulement, constitue un fait qui donne à réfléchir. Et cet écart dans les chiffres devient plus significatif encore, si l'on relève les chiffres de mortalité *mensuelle* des deux groupes.

« En février et en mars, lorsque je n'appliquai mes injections que dans les cas très graves qui ne laissaient presque aucun espoir la mortalité des deux sections était à peu près la même. En février, elle était de 10,7 p. 100 chez moi et de 9,5 p. 100 dans la section de mes collègues ; en mars, de 5,3 p. 100 chez moi et de 5,4 p. 100 dans l'autre section.

« A partir du mois d'avril, j'y allais plus carrément ; d'une part, j'appliquai le traitement du Dioradin non seulement aux cas désespérés, mais, d'autre part, j'augmentais les doses, *et dans les mois suivants la mortalité descendait dans ma section à la moitié du chiffre relevé dans l'autre section.*

« Elle était :

« En avril, de 6 p. 100 dans ma section, de 13,1 p. 100 dans l'autre.

« En mai, de 6 p. 100 dans ma section, de 11,7 p. 100 dans l'autre.

« En juin, de 4,6 p. 100 dans ma section, de 8,1 p. 100 dans l'autre.

« Cet écart, qui s'accuse mois par mois, dénote l'action d'un facteur stable, et je me crois autorisé à attribuer cet écart à la nouvelle méthode thérapeutique. »

Ainsi s'exprime M. le professeur Gerloczy, dont je ne voudrais pas déflorer davantage le travail qui paraîtra incessamment avec de puissants documents.

On ignore encore l'agent pathogène de la scarlatine. Mais on trouve dans les mucosités des scarlatineux un grand nombre de pathogènes de l'espèce streptococcique. Or, ne pouvons-nous songer que, dans les expériences cliniques poursuivies par le savant hongrois, le Dioradin agit surtout en neutralisant ces dangereux pathogènes ? Nous pouvons ainsi comparer ses résultats à ceux-là même que nous avons observés en pathologie tuberculeuse. Quoi qu'il en soit ce rapprochement de faits analogues nous autorise à émettre cette opinion.

CHAPITRE V

Faits cliniques.

Et maintenant que nous avons étudié dans ses moindres détails l'iodo-radiumthérapie, que nous avons examiné la valeur thérapeutique en tuberculose de ces deux puissants agents : l'iode et le radium, qui entrent dans la composition du Dioradin, voyons quels sont les résultats thérapeutiques qu'on peut obtenir avec ce composé clinique. Nous sommes obligé de citer un grand nombre d'observations, dont la lecture, peut-être un peu fastidieuse, sera cependant fort instructive pour tous nos confrères.

Observations relevées dans les dispensaires de l'Œuvre de la Tuberculose Humaine (1).

Obs. I. — André B..., 38 ans, employé de commerce,

---

(1) Tous nos remerciements à notre excellent élève,

14   **Dʳ SAMUEL BERNHEIM**

marié, 1 enfant ; pas d'antécédents héréditaires. Malade depuis plusieurs années. Pleurésie gauche, sans ponction, il y a deux ans et demi. Otite ancienne. Amaigrissement : 10 kilogrammes. Température élevée. État général médiocre. Hémoptysies fréquentes. Submatité au sommet droit avec craquements. Nombreux bacilles. On commence les injections de Dioradin en novembre 1911.

Janvier 1912. — Après 40 injections, le malade a augmenté de 1 kilogramme, la température s'est régularisée, le malade tousse et crache peu. Très rares bacilles dans les crachats, grande amélioration de l'état général.

Obs. II. — Fernandine A..., 35 ans, mariée, 1 enfant. Malade depuis quatre ans. Père mort de laryngite tuberculeuse. Comme antécédents personnels, pleurésie à 25 ans. A maigri de 10 kilogrammes. Toux opiniâtre. Expectoration abondante avec nombreux bacilles. Fièvre et inappétence. Submatité du sommet droit avec souffle et craquements.

Le 7 novembre 1911 a reçu 40 injections de Dioradin et a gagné 20 kilogrammes en trois mois. Excellent état général. La malade ne tousse plus et ne crache plus. La respiration est encore rude au sommet droit.

Obs. III. — Suzanne A..., 21 ans, célibataire, employée de commerce. Pas d'antécédents héréditaires. Malade depuis un an. Congestion pulmonaire, toux, amaigrissement. Fièvre, hémoptysie. Inappétence. Rares bacilles.

Submatité au sommet droit où la respiration est soufflante en avant et sourde en arrière.

Le 22 janvier 1912, la malade, après 40 piqûres de Dioradin, se trouve bien plus forte, ne tousse et ne crache plus. N'a pas augmenté de poids. Température normale.

Il y a encore de la submatité au sommet droit où la respiration n'est plus soufflante.

Obs. IV. — Blanche B..., 24 ans, 1 enfant très délicat. Pas d'antécédents héréditaires. La malade a commencé par une grippe et une hémoptysie abondante ; il y a un an on lui a fait des injections de cacodylate et de paratoxine sans aucune amélioration.

En novembre 1911, elle se présente avec un état général satisfaisant, pas de toux ni de crachats. Examen des crachats négatif. Pas de fièvre. Submatité du sommet droit, respiration supprimée en arrière et crépitations sous la clavicule droite.

En janvier 1912, après 40 injections de Dioradin la malade ne tousse et ne crache plus. La submatité du sommet droit est peu marquée et on commence à entendre le murmure vésiculaire normal.

Obs. V. — Robert G..., 17 ans. Aucun antécédent. Malade depuis trois ans vu par plusieurs médecins, entre autres par M. le professeur Letulle qui a trouvé des bacilles dans les crachats.

Le 10 octobre 1911, il se présente amaigri, avec toux, persistante, de l'expectoration abondante souvent striée de sang. Température élevée et inappétence. Submatité des deux sommets plus marquée à gauche qu'à droite.

Nombreux craquements au sommet gauche. Respiration rude au sommet droit. Fièvre le soir. Poids, 62 kilogrammes.

2 décembre 1911. — A augmenté de 2 kilogrammes après 40 injections de Dioradin. Tousse peu, crache peu. Bon appétit. Le malade se sent beaucoup plus fort, la submatité des deux sommets persiste, mais on entend peu de craquements au sommet gauche. La température est normale.

22 février 1911. — A augmenté encore de 3 kilogrammes et demi après 80 injections de Dioradin. Excellent état général. Température normale, pas de toux ni d'expectoration, la respiration est encore obscure aux deux sommets et un peu rude à droite. Très rares bacilles. On continue les injections de Dioradin.

Obs. VI. — Albertine L..., 21 ans, célibataire, pas d'antécédents héréditaires. Soignée pour de l'anémie et de la langueur depuis deux années sans résultat. Mal réglée. Inappétence. Toux sèche, peu d'expectoration. Examen des crachats négatif. Pas de fièvre.

17 septembre 1911. — On trouve de l'adénopathie-trachéo-bronchique. Submatité du sommet droit avec craquements fins en arrière.

Février 1912. — Après 40 piqûres de Dioradin, se sent beaucoup plus forte, a gagné 500 grammes de poids. La submatité sternale a disparu, la submatité du sommet droit est moins étendue et on commence à y percevoir la respiration physiologique. Nouvelle série d'injections de Dioradin.

Obs. VII. — Mme D..., 29 ans, mariée, 1 enfant. Père mort d'hémoptysie. A eu elle-même à 18 ans une hémoptysie rebelle. Mariée à 24 ans et dès ce moment le médecin mandé a diagnostiqué la tuberculose du sommet gauche et a prescrit une hygiène diététique.

11 septembre 1911. — A l'examen on trouve de la submatité des deux sommets plus marquée à gauche qu'à droite. Nombreux craquements au sommet gauche. Respiration sourde à droite, amaigrissement considérable. Pas de bacilles.

15 novembre. — A augmenté de 3 kilogrammes après 40 injections de Dioradin. Ne tousse et ne crache presque plus. Le sommet gauche est moins crépitant.

20 janvier 1912. — A encore gagné 2 kilogrammes et demi. Excellent état général après 80 piqûres. La respiration est encore obscure au sommet gauche où on n'entend plus de crépitations.

Obs. VIII. — Juliette F..., 20 ans, célibataire. Père atteint de tuberculose, un frère mort de pleurésie. Malade depuis trois ans, hémoptysies répétées, actuellement dyspnée, toux, expectoration abondante, bacilles nombreux, fièvre, sueurs nocturnes.

24 octobre 1911. — Submatité des deux sommets. Respiration soufflante et foyer de craquements au sommet droit, craquements fins au sommet gauche. Injections de Dioradin.

31 décembre. — La malade a augmenté de 2 kilogrammes après 40 injections, elle se sent plus forte, mais a encore de l'oppression. Absence de fièvre. Tousse encore, mais crache beaucoup moins.

Submatité des deux sommets plus marquée à droite

M. A. Baud, assistant de l'Œuvre de la Tuberculose Humaine, de nous avoir aidé à relever ces nombreuses observations cliniques.

qu'à gauche, respiration soufflante au sommet droit. Diminution du murmure vésiculaire à gauche.

6 février 1912. — La malade a reçu en tout 80 piqûres. Elle a maintenu son poids. État général satisfaisant, quoique la malade soit un peu nerveuse. Les symptômes locaux se sont amendés. Très rares bacilles.

Obs. IX. — Fernand G..., 15 ans, père mort de myélite. Malade depuis un an. Amaigrissement, toux, hémoptysie, fièvre, sueurs nocturnes.

30 septembre 1911. — Toux rebelle, expectoration abondante, très nombreux bacilles, hyperthermie, inappétence. Submatité des deux sommets plus marquée à droite où la respiration est complètement supprimée en arrière et où on entend en avant des craquements fins. Respiration sourde au sommet gauche. Pharynx et larynx très injectés.

30 novembre. — Le malade a gagné 1 kilogramme après 40 injections de Dioradin. Température normale. Plus de sueurs nocturnes. Bon appétit. Toux et crachats diminués. Au sommet droit on commence à percevoir la respiration. Craquements au sommet gauche, rares bacilles de Koch.

10 février 1912. — Après 80 piqûres, le malade a encore gagné 1 kilogramme, soit 2 kilogrammes en tout. Il ne crache presque plus, ne tousse plus, mange bien. Submatité du sommet droit où on entend encore quelques crépitations. Très rares bacilles. Grande amélioration. On fait une 3ᵉ série de piqûres.

Obs. X. — H..., Jean, 34 ans, marié, 2 enfants. Malade depuis quatre mois, amaigrissement rapide et considérable (8 kilogrammes). État général médiocre, tousse beaucoup le matin, crache peu, sueurs nocturnes. Température très élevée et irrégulière. Très nombreux bacilles.

30 octobre 1911. — Submatité des deux sommets plus marquée à droite qu'à gauche. Gargouillement au sommet droit. Craquements fins au sommet gauche.

On commence les piqûres le 1ᵉʳ novembre 1911 dans ces mauvaises conditions.

2 janvier. — La malade après 40 piqûres de Dioradin a repris 3 kilogrammes et demi, se sent beaucoup plus fort, a une température qui se rapproche de la normale. La toux a beaucoup diminué. Respiration soufflante au sommet droit. Rares craquements au sommet gauche.

5 mars. — Le malade a reçu en tout 80 piqûres et a gagné encore 1 kgr. 300, soit en tout 4 kgr. 800. Il ne tousse et ne crache presque plus. Très rares bacilles dans les crachats. Au sommet gauche la respiration est physiologique. Au sommet droit le souffle tubaire persiste mais on n'entend plus de crépitations.

Obs. XI. — Fernand P..., instituteur, 31 ans. A eu il y a huit ans une poussée congestive du sommet droit et a été soigné par un régime hygiéno-diététique pendant trois années consécutives à la campagne. A recommencé à maigrir au début de 1911. Tousse et expectore beaucoup. Rares bacilles. Appétit et digestion médiocres. Fièvre, agitation, dyspnée, céphalées.

31 octobre 1911. — Submatité au sommet droit où la respiration est supprimée en arrière. Craquements fins en avant et en arrière.

2 janvier 1912. — Après 40 piqûres de Dioradin a augmenté de 2 kilogrammes et demi. Tousse et crache moins. Absence de bacilles. La respiration est encore sourde au sommet droit. Mais on n'entend plus de crépitations.

2 mars. — Le malade a reçu 70 piqûres de Dioradin. Il a encore augmenté de 900 grammes, soit en tout 3 kgr. 400. Il ne tousse et ne crache plus. Pas de bacilles de Koch.

Au sommet droit on perçoit de nouveau le murmure vésiculaire.

Obs. XII. — Henri Q..., 25 ans, marié, père mort d'albuminurie. Réformé pour tuberculose du sommet droit. Tousse et crache beaucoup, état général médiocre. Poussées de fièvre le soir.

A l'examen, submatité du sommet droit où on entend de nombreux craquements fins. Nombreux bacilles le 17 octobre 1911.

20 décembre 1911. — Après 40 piqûres de Dioradin a augmenté de 1 kgr. 950. Se sent plus fort, tousse et crache moins. Rares bacilles.

24 février 1912. — Après 80 injections de Dioradin, a gagné en tout 3 kgr. 250. Excellent état général, ne tousse et ne crache plus, respiration normale au sommet droit.

Obs. XIII. — André M..., étudiant ès sciences, 20 ans. Tousse beaucoup et crache depuis quelques semaines. Hémoptysie et fièvre. Amaigrissement, inquiétude.

5 octobre 1911. — Se présente avec faciès tiré. Hyperthermie, submatité au sommet droit où la respiration est très soufflante et où on entend de nombreux craquements fins. Nombreux bacilles.

5 décembre. — Après 40 piqûres de Dioradin a augmenté de 4 kilogrammes. Tousse peu, crache encore le matin. Rares bacilles.

26 janvier 1912. — A eu 20 piqûres de Dioradin. Gain du poids total : 10 kilogrammes. Ne tousse plus, ne crache plus. Se sent bien fort. La respiration est encore obscure au sommet droit.

Obs. XIV. — Adèle L..., 12 ans. Père mort de tuberculose. Maigrit depuis trois mois. Tousse et crache, fièvre le soir.

A l'examen, on trouve de l'induration du sommet gauche où on entend des craquements fins. Nombreux ganglions cervicaux hypertrophiés. Rares bacilles, le 1ᵉʳ octobre 1911.

1ᵉʳ décembre 1911. — A reçu 40 piqûres de Dioradin, a augmenté de 1 kgr. 725, bon appétit, tousse et crache moins. Température normale. Bon sommeil. Très rares bacilles dans les crachats. Les ganglions ont beaucoup diminué. La respiration est moins crépitante au sommet gauche.

5 février 1912. — Après 80 piqûres a augmenté de 2 kgr. 850. La jeune malade se sent très forte. Ne tousse et ne crache plus. On n'aperçoit plus trace des ganglions cervicaux. La respiration redevient normale au sommet gauche qui est encore submat.

Obs. XV. — Charles Per..., 27 ans. Hémoptysie il y a trois ans. A passé deux hivers en Suisse. A eu une rechute de bronchite avec fièvre en juillet 1911 avec amaigrissement. En octobre quand j'ai vu le malade, il avait des hémoptysies abondantes, de la fièvre vespérale. Toux rebelle, expectoration assez abondante avec nombreux bacilles. Submatité très étendue au sommet droit où on entend des craquements. Frottements, râles à la base droite. On commence de suite les injections de Dioradin. Les hémoptysies diminuent et disparaissent complètement après 10 piqûres.

23 *novembre* 1911. — Le malade après 40 piqûres de Dioradin a augmenté de 3 kgr. 120. A bonne mine, tousse et crache le matin seulement. Les frottements, râles de la base droite ont disparu. Les craquements sont moins nombreux.

22 *février* 1912. — Le malade a reçu 80 injections de Dioradin. Il a augmenté de plus de 6 kilogrammes. Il tousse et crache peu. Très rares bacilles. Bon état général. La respiration est encore crépitante au sommet droit. On continue le traitement.

Obs. XVI. — Gilberte P..., 14 ans, une sœur atteinte de mal de Pott. A eu elle-même une pleurésie il y a dix-huit mois. En avril 1911 rechute de pleurésie, amaigrissement, inappétence. Toux et expectoration. N'a jamais été réglée.

17 *octobre* 1911. — Submatité des deux sommets, plus marquée à gauche. Respiration supprimée au sommet gauche en arrière, souffle en avant. Poids, 34 kgr. 500. Nombreux bacilles. Fièvre le soir.

19 *décembre*. — A gagné 2 kilogrammes et demi après 40 piqûres. Ne tousse presque plus. Ne vomit plus ses aliments. Est plus forte. Mange passablement.

Il y a encore de la submatité aux deux sommets. Plus de souffle ni de crépitation. Rares bacilles.

25 *janvier* 1912. — Après 80 piqûres a gagné en tout 5 kg. 200. Ne tousse plus, ne crache plus, se sent très forte.

La respiration revient normale au sommet gauche qui est encore submat.

Obs. XVII. — Mlle Madeleine A..., 25 ans, modiste. Malade depuis un an. Amaigrissement, toux, expectoration abondante. Nombreux bacilles.

12 *octobre* 1911. — Submatité des deux sommets plus marquée à gauche. Respiration sourde et craquements secs au sommet gauche en arrière. Respiration supprimée en avant. Râles humides au sommet droit.

29 *décembre*. — A augmenté de 4 kgr. 500 après 40 piqûres. Tousse et crache moins.

25 *février* 1912. — A encore augmenté de 1 kgr. 225, soit en tout 5 kgr. 725 après 80 piqûres. Tousse et crache peu. Très rares bacilles. Le sommet droit respire normalement. Le sommet gauche est encore submat et on y entend quelques crépitations. Grande amélioration.

Obs. XVIII. — Albert M..., 17 ans, malade depuis deux ans, a été soigné pour de la bronchite chronique avec bacilles.

27 *octobre* 1911. — A maigri beaucoup, tousse et crache beaucoup. Peu nombreux bacilles. Fièvre. Larynx et pharynx injectés. Submatité étendue du sommet droit où la respiration est supprimée en arrière et soufflante en avant.

27 *décembre*. — Après 40 injections de Dioradin, le malade a augmenté de 3 kilogrammes. Température normale. Larynx décongestionné. Les crachats renferment de très rares bacilles.

24 *février* 1912. — Après 80 injections de Dioradin, le malade a augmenté de 4 kgr. 800. Plus de toux, ni de crachats. Absence de bacilles. Respiration encore sourde en arrière. Plus de crépitations en avant.

Obs. XIX. — Andrée C..., 17 ans. Père mort de tuberculose. Mal réglée. Se présente le 2 octobre avec une chaîne ganglionnaire et une fistule anale à deux orifices. Adénite trachéo-bronchique. A maigri de 3 kilogrammes et demi depuis six mois.

5 *décembre* 1911. — Après 40 injections de Dioradin a augmenté de près de 3 kilogrammes. A meilleure mine. La chaîne ganglionnaire a beaucoup diminué. La zone de matité de la région sternale est moins étendue. L'un des orifices de la fistule s'est cicatrisé et l'autre suppure peu.

15 *février* 1912. — Après 90 injections de Dioradin, les ganglions cervicaux sont à peine perceptibles au toucher. L'adénite trachéo-bronchique semble avoir complètement disparu. La malade, qui a gagné en tout 5 kgr. 800 est bien réglée. A peine si la fistule anale suinte encore.

Obs. XX. — Sylva G..., 18 ans, malade depuis quatre ans. Hémoptysies fréquentes, tousse et crache beaucoup, amaigrissement. Température dépassant 38°.

8 *novembre* 1911. — Submatité des deux sommets. Respiration soufflante au sommet droit et craquements fins au sommet gauche. Pouls normal.

8 *janvier* 1912. — A augmenté, après 40 injections de Dioradin, de 2 kgr. 700. Plus de fièvre. Respiration normale au sommet droit. Encore quelques crépitations au sommet gauche. Rares bacilles.

28 *février*. — Après 80 piqûres a augmenté de 3 kgr. 900. La malade se sent bien, ne tousse et ne crache plus. La respiration est normale au sommet droit. Rares crépitations au sommet gauche.

Obs. XXI. — Mlle Sal..., 36 ans, célibataire, modiste. Pas d'antécédents héréditaires. A eu autrefois scarlatine compliquée d'hématurie. Tousse depuis deux à trois années. Amaigrissement. Sueurs nocturnes. Fièvre.

2 *janvier* 1912. — Submatité des deux sommets plus marquée à droite qu'à gauche. Respiration soufflante et craquements fins à droite. Souffle au sommet gauche. Nombreux bacilles.

27 *février*. — Après 40 injections de Dioradin a augmenté de 4 kilogrammes. Se sent beaucoup plus forte, tousse et crache peu. La submatité du sommet droit est beaucoup moins étendue et moins marquée. Le sommet gauche est de nouveau élastique. Respiration soufflante au sommet droit en arrière. Plus de crépitations. Murmure vésiculaire normal à gauche. Rares bacilles.

Obs. XXII. — Mme A..., 36 ans, couturière. Le mari est atteint de laryngite bacillaire, a 3 sœurs en mauvaise santé, a des bronchites tous les hivers.

21 *janvier* 1912. — Tousse et crache beaucoup, sueurs nocturnes abondantes, inappétence, a de la submatité du sommet droit, on entend quelques crépitations, respiration rude à gauche.

29 *février*. — A reçu 30 piqûres de Dioradin, a gagné 1 kgr. 100, ne tousse plus, ne crache plus, est en bonne voie. Les symptômes pulmonaires ont à peu près disparu.

OBS. XXIII. — A..., 7 ans, mère très anémiée, a perdu 4 frères de tuberculose, a eu une congestion pulmonaire à 3 ans, le croup à 5 ans, inappétence, a maigri considérablement depuis 2 mois, a des sueurs nocturnes abondantes.

7 *janvier* 1912. — Facies terreux, présente de la submatité des 2 sommets et la respiration est soufflante, frottements, râles aux bases.

29 *février*. — Après 40 injections de Dioradin a gagné 900 grammes, facies excellent, est en bonne voie.

OBS. XXIV. — M. B..., ancien malade traité au Dioradin qui malgré notre défense avait cessé de suivre le traitement se croyant guéri, arrive de nouveau à la consultation le 5 novembre, pesant 60 kgr. 900, présentant de la submatité à droite, très étendue, une respiration sourde et crépitante à droite en arrière et à gauche, en arrière un foyer de crépitations, hémoptysies. A reçu 58 piqûres le 29 février, pèse 64 kgr. 500, d'où augmentation de 3 kgr. 600. La respiration est redevenue normale à droite, n'a plus d'hémoptysies ; on entend à gauche, quelques crépitations ; est en bonne voie, continue à venir régulièrement.

OBS. XXV. — Mme B..., 36 ans, ménagère, pas d'antécédents héréditaires ni personnels.

Tousse depuis plusieurs mois, crache abondamment, inappétence, a beaucoup maigri, présente de la submatité du sommet gauche avec gargouillement en arrière, à droite, un peu de rudesse en arrière. Rares bacilles dans les crachats.

Au Dioradin depuis le 1ᵉʳ décembre, mais est venue irrégulièrement, n'ayant reçu le 8 février que 30 piqûres, travaille malgré défense, a perdu 1 kilogramme, mise au repos complet.

OBS. XXVI. — Mme C..., 30 ans, ménagère a perdu son père de pleurésie, mère morte de tuberculose. En *mars* a a été prise de toux, hémoptysies, a fait un séjour de 3 semaines à l'hôpital de Saint-Denis, nouvelles hémoptysies, rentre à l'hôpital pour 2 mois. Vient nous consulter le 30 octobre, présente de la submatité du sommet droit, on entend quelques craquements, à gauche rudesse respiratoire, sujette aux crises épileptiformes. On commence le traitement au Dioradin le 30 octobre. Le 26 novembre la malade a reçu 28 piqûres, a gagné 5 kilogrammes. Les symptômes pulmonaires s'amoindrissent, on recommande de continuer le traitement : la malade ne reparaît plus se croyant guérie.

OBS. XXVII. — Mme C..., 23 ans, ménagère, tousse et crache beaucoup, a maigri considérablement, mauvais état général. Vient en octobre le 23, ayant eu de fortes hémoptysies, a de la submatité des sommets. Râles et craquements fins au sommet droit, en arrière, vient tout à fait irrégulièrement aux piqûres, a reçu 30 piqûres depuis 4 mois qui n'ont donné qu'une augmentation de

poids de 700 grammes, n'est pas reparue depuis un mois.

OBS. XXVIII. — Mme C..., 29 ans, ménagère, mariée sans enfants, père mort de congestion cérébrale, mère morte de tuberculose, un frère mort de néphrite, opérée d'ovariotomie il y a 8 ans. Très faible, tousse un peu.

A de la submatité du sommet droit, la respiration est presque complètement supprimée, à gauche, en avant, respiration soufflante, le 14 janvier on fait du Dioradin aujourd'hui 29 février 37 piqûres, a gagné 2 kgr. 250, a très bon appétit, les forces sont revenues, est en bonne voie.

OBS. XXIX. — M. C..., 45 ans, chaudronnier, père mort de cancer de l'estomac, bronchite il y a 9 ans, s'enrhume tous les hivers. Laryngite depuis 3 mois, a cessé tout travail depuis 2 mois, a fait un séjour de 5 semaines à l'hôpital pour congestion du poumon droit ; a de la submatité du sommet droit, respiration soufflante, craquements secs, à gauche rudesse respiratoire. Rares bacilles dans les crachats ; en traitement depuis le 30 janvier, a reçu 50 piqûres de Dioradin, a gagné 1 kgr. 100.

Les symptômes pulmonaires disparaissent ; le malade est en bonne voie.

OBS. XXX. — Mme D..., 22 ans, plumassière, pas d'antécédents héréditaires, à 8 ans pneumonie, bronchite double l'année dernière, a beaucoup maigri, tousse et crache beaucoup, sueurs abondantes, inappétence ; submatité des 2 sommets plus prononcée à droite qu'à gauche, nombreux sifflements et craquements dans les 2 poumons ; on commence le 12 février le Dioradin, a reçu 17 piqûres, a gagné 1 kilogramme, tousse encore un peu, mange très bien.

OBS. XXXI. — M. D..., 29 ans, mécanicien, a eu une pleurésie gauche il y a 5 mois, tousse depuis et crache, a beaucoup maigri ; l'appétit est assez bon, sueurs nocturnes abondantes ; présente de la submatité du sommet droit, la respiration est complètement supprimée en arrière, foyer de craquements fins en avant et à droite ; à gauche respiration soufflante, le Dioradin est commencé le 4 février, a reçu 22 piqûres, a gagné 920 grammes, tousse peu, continue le traitement.

OBS. XXXII. — M. D..., 43 ans, raboteur, ex-boulanger, tousse et crache beaucoup, a eu des hémoptysies, sueurs nocturnes abondantes, a conservé bon appétit, a de la submatité droite, en arrière, nombreux râles et craquements ; en avant, rudesse respiratoire à gauche ; en avant foyer de craquements.

État général médiocre.

On commence le Dioradin le 9 novembre, il y a de rares bacilles dans les crachats, a reçu 52 piqûres ; a gagné 1 kgr. 100, va bien mieux, se sent fort, peut travailler, continue à suivre le traitement.

Il y a encore de la submatité du sommet droit, une respiration rude à droite, en avant.

OBS. XXXIII. — Mme D..., confectionneuse, 36 ans, a eu 3 enfants dont deux morts du croup, 1 vivant souffrant ; a eu de l'ictère à 19 ans, bronchite à 21 ans ; il y a 5 ans a eu une pleurésic droite, il y a 4 ans, congestion pulmonaire, 2 bronchites il y a 3 ans.

Tousse et crache beaucoup, a eu de fortes hémoptysies, a de la submatité des 2 sommets plus prononcée à droite qu'à gauche, des râles au sommet droit en arrière ; frottements râles à la base gauche et à droite.

On commence le Dioradin le 25 janvier, a reçu jusqu'à ce jour 30 piqûres, a gagné 2 kilogrammes, va bien mieux, continue à suivre le traitement.

OBS. XXXIV. — Mme D..., 32 ans, ménagère, mariée sans enfant, malade depuis 1 mois ; atteinte de pleuropneumonie, a maigri de 6 kilogrammes, sueurs nocturnes abondantes, hyperthermie, neurasthénique, a un souffle en nappe sur toute la hauteur de la plèvre gauche, en avant, frottements, râles ; mise au Dioradin le 3 novembre, le 17 décembre a reçu 37 piqûres, a gagné 2 kgr. 400, est bien, elle reprend froid et on prescrit une autre série de piqûres, le 29 février est bien, a conservé le même poids.

OBS. XXXV. — M. D..., 33 ans, journalier, a perdu 2 sœurs de tuberculose, a eu une congestion pulmonaire double en 1910, tousse beaucoup depuis 3 mois, crache un peu, a maigri, inappétence, sueurs nocturnes abondantes, présente de la submatité du sommet droit, on entend quelques gargouillements, frottements râles aux deux bases surtout à gauche.

Mis en traitement au Dioradin depuis le 6 février, a gagné, déjà aujourd'hui, après 20 piqûres, 400 grammes, tousse moins, se sent plus fort, mange mieux, continue le traitement.

OBS. XXXVI. — Mme D..., 24 ans, ménagère, a eu une bronchite il y a 2 ans, fièvre typhoïde en octobre, a beaucoup maigri, transpire abondamment, mange mal ; a de la submatité du sommet droit, gargouillement, légère submatité au sommet gauche ; le 11 février on commence le Dioradin, a reçu 29 piqûres, a gagné 500 grammes, se sent mieux, continue à venir régulièrement.

OBS. XXXVII. — M. D..., 18 ans, chaudronnier, a perdu son père de laryngite tuberculeuse, sa mère est morte d'un cancer à l'estomac ; tousse depuis 8 mois, a beaucoup maigri, crache le sang depuis 8 mois, mange assez bien, se sent très faible, a beaucoup de sueurs nocturnes.

État général mauvais.

Au Dioradin depuis 29 jours, se sent un peu plus fort, n'a pas eu d'hémoptysies depuis le traitement.

OBS. XXXVIII. — Mme H..., 28 ans, ménagère, a eu des hémoptysies fréquentes et abondantes, a fait un séjour de 3 mois à l'hôpital, mise en traitement au Dioradin, bien que le pronostic soit grave, se sent améliorée, au début les forces revenaient, elle mangeait bien après 40 piqûres le poids n'avait pas changé. Dans l'obligation matérielle de travailler, elle a fait une rechute et a dû rentrer à l'hôpital, n'a pas été revue depuis, n'a pas eu d'hémoptysies depuis le commencement du traitement au Dioradin.

OBS. XXXIX. — M. L..., tanneur, 48 ans, a eu une bronchite en octobre dernier, a dû garder 4 mois le lit ; re-

chute il y a 2 mois, tousse et crache beaucoup, a maigri de 8 kilogrammes, a conservé un bon appétit ; présente de la submatité des 2 sommets plus prononcée à droite qu'à gauche ; foyer de craquements à droite, râles à gauche, aux bases respiration sourde.

Mis au Dioradin le 19 novembre, après 40 piqûres a gagné 2 kilogrammes, va très bien, ni râles ni craquements, encore un peu de submatité à droite.

OBS. XL. — Mme L..., 25 ans, ménagère, a eu une adénite cervicale gauche depuis l'âge de 7 ans, ayant diminué pendant le mariage jusqu'à la naissance du premier enfant, puis grossissement rapide de l'adénite, ne tousse pas.

A reçu jusqu'à aujourd'hui 15 piqûres de Dioradin, l'adénite a un peu diminué, la malade se sent plus forte.

OBS. XLI. — Mme M..., fleuriste, 30 ans, 2 enfants morts de tuberculose, pas d'antécédents héréditaires, a beaucoup maigri, inappétence, présente de la submatité des 2 sommets plus prononcée à droite qu'à gauche, nombreux râles et gargouillements à droite, craquements à gauche.

Mise au Dioradin depuis un mois, a gagné 1 kgr. 150, va bien, continue à suivre le traitement, a encore de la submatité du sommet droit.

OBS. XLII. — M. M..., 14 ans, a son père atteint de laryngite bacillaire, en traitement au dispensaire depuis plusieurs mois, tousse depuis longtemps, faible, facies terreux, a de la submatité des 2 sommets plus prononcée à droite, craquements secs, mauvais état général.

Mis au Dioradin depuis un mois, a gagné 1 kgr. 100, on fait un demi-centimètre cube de Dioradin, a meilleur mine, tousse encore un peu, continue le traitement.

OBS. XLIII. — M. P..., 32 ans, frappeur, a perdu sa femme de tuberculose, crache et tousse, faible, présente de la submatité du sommet droit, gargouillements au sommet gauche.

A reçu 30 piqûres, a gagné 1 kgr. 600, va bien, continue à venir régulièrement, on note encore de la submatité au sommet droit.

OBS. XLIV. — M. M..., est un malade infidèle, qui après avoir reçu 20 piqûres de Dioradin n'est plus reparu ; il avait gagné 1 kilogramme et se sentait mieux.

OBS. XLV. — Mme R..., 29 ans, lingère, tousse et crache beaucoup, a maigri considérablement, sueurs nocturnes, inappétence ; a de la submatité du sommet gauche, frottements râles à la base gauche, nombreux bacilles dans les crachats.

Le 18 janvier on fait du Dioradin, a reçu 43 piqûres, a gagné 1 kgr. 300, tousse beaucoup moins, crache un peu, mange bien, n'a plus de sueurs ; la respiration est normale dans les deux poumons, légère submatité à gauche.

OBS. XLVI. — M. R..., 7 ans, père tuberculeux, chétif et malingre, adénite cervicale et chaine ganglionnaire gauche, sueurs nocturnes abondantes, tousse beaucoup, mange mal ; on fait une demi-piqûre de Dioradin ; a reçu

18 piqûres, a gagné 700 grammes, va bien mieux, a meilleure mine, mange bien, est en bonne voie.

OBS. XLVII. — M. R..., 44 ans, cultivateur, a perdu un frère de tuberculose, congestion pulmonaire, il y a 3 mois ; a eu des hémoptysies abondantes, tousse beaucoup, mange bien.

A de la submatité du sommet droit, craquements humides et respiration soufflante, à gauche.

Le malade a reçu 29 piqûres, a gagné 700 grammes, se sent bien, ne tousse plus, ne crache plus, appétit excellent, il y a encore de la submatité à droite, la respiration est encore soufflante, continue à venir ; est en bonne voie.

OBS. XLVIII. — M. S..., 20 ans, vient d'être réformé à Blida pour bronchite chronique, tousse et crache surtout le matin, a eu de fréquentes hémoptysies.

A de la submatité du sommet gauche ; craquements nombreux ; peu nombreux bacilles dans les crachats, a reçu 40 piqûres, a gagné 850 grammes, va recommencer une deuxième série de piqûres, la respiration est obscure en arrière et à gauche, on entend quelques craquements au sommet gauche, en avant, très rares bacilles.

OBS. XLIX. — M. T..., 6 ans, père en traitement pour tuberculose, tousse et crache beaucoup, sueurs nocturnes abondantes, hyperthermie, respiration soufflante aux 2 sommets, gargouillements à gauche, état général mauvais ; on fait des demi-piqûres de Dioradin, a reçu 30 piqûres, a gagné 1 kgr. 100, mange mieux, ne tousse plus, est en bonne voie, on fera une deuxième série d'ici peu.

OBS. L. — M. T..., 39 ans, journalier, père du précédent, a eu une bronchite à 12 ans, tousse tous les hivers, hémoptysies il y a 6 ans, il y a 4 ans, hémoptysies fréquentes.

Tousse et crache beaucoup, inappétence, faible, submatité des 2 sommets plus marquée à droite qu'à gauche, respiration rude. Très nombreux bacilles.

A reçu 30 piqûres, a gagné 1 kilogramme, va bien mieux. Peu nombreux bacilles.

OBS. LI. — Mlle V..., 9 ans, tousse beaucoup, a maigri, mange mal, anémie prononcée, facies terreux ; submatité des deux sommets, gargouillements au sommet droit, très mauvais état, a reçu 22 demi-piqûres ; va mieux, a gagné 200 grammes, le pronostic reste grave, continue à venir se faire piquer.

OBS. LII. — Mlle D..., 25 ans, femme de chambre, atteinte d'ulcères de l'estomac avec hémorragie. Pleurésies et bronchites il y a plusieurs années ; submatité du sommet droit où la respiration est obscure en arrière, souffle et craquements fins en avant, a maigri de 10 kilogrammes, inappétence. A reçu 38 piqûres, se sent mieux, a augmenté de poids, a encore de la submatité du sommet droit.

Nombreux bacilles, a gagné 10 kilogrammes, a reçu 80 piqûres, va bien. Peu de bacilles.

OBS. LIII. — M. D..., 32 ans, garçon de magasin, a eu une pleurésie à 7 ans, bronchite à 12 ans.

Tousse et crache beaucoup, sueurs nocturnes abondantes. A de la submatité des sommets, râles nombreux dans les 2 poumons, craquements fins au sommet droit.

OBS. LIV. — M. G..., 30 ans, employé dans une maison d'instruments de chirurgie. Tousse et crache beaucoup, mange mal, a eu des hémoptysies, a de la submatité des sommets, poussée à droite, souffle tubaire à droite, à gauche gargouillements et râles humides en arrière.

Très faible, a reçu 40 piqûres, a gagné 1 kgr. 600, est parti, sur nos conseils, à la campagne pendant quelques jours. On reprendra le Dioradin.

OBS. LV. — Mlle G..., 30 ans, couturière, a perdu sa mère de tuberculose. A beaucoup maigri, a de la submatité du sommet droit, quelques crépitations en arrière. En avant respiration soufflante. Examen des crachats positif.

A reçu 80 piqûres, a gagné 3 kgr. 300, est à peu près guérie. Plus de bacilles dans les crachats.

OBS. LVI. — M. L..., 37 ans, concierge. Tousse et crache beaucoup, mange mal ; a de la submatité du sommet droit, rudesse respiratoire. Rares bacilles ; état général médiocre, a reçu 60 piqûres de Dioradin. A gagné 2 kilogrammes, va très bien ; plus de bacilles.

OBS. LVII. — Mlle L..., 42 ans, plumassière, a son père mort de tuberculose, sa mère aussi, 2 sœurs mortes de fièvre typhoïde.

A été opérée, il y a 2 ans, d'adénite tuberculeuse de l'aine gauche, a beaucoup maigri, tousse et crache beaucoup, sueurs abondantes, mange mal, hémoptysies.

A de la submatité des 2 sommets, nombreux râles à gauche, gargouillements à droite. Assez nombreux bacilles dans les crachats ; a reçu 60 piqûres, a gagné 1 kgr. 300, n'a pas été revue depuis 2 mois et demi.

OBS. LVIII. — Mme L..., 44 ans, comptable, atteinte d'entérite chronique, crise d'appendicite en 1902, bronchite à 24 ans.

A fait un séjour de 7 ans à Davos. A eu 2 enfants, 1 tuberculeux qui fait une cure dans le Midi, a maigri de 22 kilogrammes. Tousse et crache beaucoup, sueurs très faibles ; submatité des 2 sommets, respiration complètement supprimée à gauche, quelques râles au sommet droit, a reçu 60 piqûres, a été très améliorée ; est allée se faire opérer de l'appendicite.

OBS. LIX. — Mme L..., 38 ans, talonnière ; tousse et crache, inappétence, dyspnée ; a de la submatité droite, quelques craquements, respiration caverneuse à droite en avant ; à gauche rudesse respiratoire. Rares bacilles dans les crachats ; a reçu 33 piqûres, va mieux, a un bon état général, tousse peu, continue à venir régulièrement. Plus de bacilles.

OBS. LX. — Mlle M..., 19 ans, a perdu frère de congestion pulmonaire, a fait un séjour de 3 mois en Savoie.

A de la submatité du sommet droit, crépitations du

sommet droit en arrière, respiration soufflante en avant.

A reçu 40 piqûres, a gagné 2 kilogrammes, ne tousse presque pas, va bien, reprendra une nouvelle série.

Obs. LXI. — Mme M..., 23 ans, ménagère, malade depuis 6 mois, faible, a maigri de 6 kilogrammes, a de la submatité des 2 sommets, plus marquée à droite qu'à gauche, murmure vésiculaire supprimé au sommet droit, crépitations fines au sommet gauche en avant, expiration prolongée avec crépitations en avant et à droite. Chaîne ganglionnaire cervicale double descendant jusque sous la clavicule (grosseur d'un œuf de pigeon). État général mauvais.

A reçu 35 piqûres, a gagné 2 kgr. 100, va bien, mais les ganglions sont toujours très prononcés ; reprendra une deuxième série.

Obs. LXII. — M. Ru..., tousse et crache beaucoup, a maigri, sueurs nocturnes, respiration soufflante des 2 côtés, submatité légère à droite.

A reçu 37 piqûres de Dioradin ; va très bien ; a augmenté de 2 kilogrammes.

Obs. LXIII. — Mlle Rob..., tousse et crache beaucoup, très amaigrie, état squelettique, hyperthermie, submatité très étendue jusqu'à partie moyenne, légère submatité du sommet gauche ; en avant, respiration soufflante et caverneuse ; au sommet droit, on entend de nombreux craquements ; respiration obscure au sommet gauche, respiration caverneuse sous la clavicule gauche ; assez nombreux bacilles, a reçu 30 piqûres, allait très bien ; n'a pas été revue depuis 2 mois.

Obs. LXIV. — Mlle S..., 17 ans, femme de chambre, a perdu son père de tuberculose, 1 frère de tuberculose.

A maigri beaucoup, mange peu, a de la submatité du sommet droit, ganglions cervicaux très développés.

Respiration rude et soufflante, à droite et en avant.

Craquements fins au sommet gauche, état général assez bon ; mise au Dioradin, a reçu 30 piqûres, a gagné 1 kgr. 500, va très bien ; vient régulièrement aux piqûres, encore quelques ganglions hypertrophiés.

Obs. LXV. — Mlle V..., 17 ans, couturière, a perdu sa mère de pleurésie, 2 sœurs, dont 1 malade de la poitrine ; depuis 5 ans bronchites successives, est allée à Nice 4 mois, en 1907, a passé 9 mois à Fontenay-sous-Bois.

A eu une pleurésie purulente, a été au sanatorium de Larue. Tousse et crache beaucoup, a beaucoup maigri, dyspnée, submatité du sommet droit, respiration obscure, crépitations fines, respiration soufflante en avant, à gauche, crépitations.

A reçu 20 piqûres, a gagné 1 kilogramme, tousse moins, est encore faible.

Obs. LXVI. — Mlle B..., 21 ans, domestique, tousse beaucoup depuis 2 mois, crache peu, a maigri de 14 livres.

Submatité du sommet droit, respiration soufflante.

A reçu 21 piqûres, a gagné 1 kgr. 100, va bien, continue les piqûres.

Obs. LXVII. — Mme B..., 42 ans, artiste, tousse et crache, a beaucoup maigri, sueurs abondantes.

Submatité des 2 sommets plus prononcée à droite qu'à gauche, craquements fins.

A reçu 80 piqûres de Dioradin, a gagné 1 kilogramme, va très bien.

Obs. LXVIII. — M. F..., 39 ans, sueurs abondantes, a maigri de 14 livres, hyperthermie, tousse et crache beaucoup, a de la submatité des 2 sommets plus prononcée à droite, nombreux râles dans les 2 poumons, nombreux bacilles.

A reçu 40 piqûres, a gagné 5 kilogrammes, plus de bacilles ; peut être considéré comme guéri.

Obs. LXIX. — M. P..., 26 ans, employé de bureau ; submatité du sommet droit, avec nombreux craquements, expiration soufflante à gauche. Très nombreux bacilles de Koch.

A reçu 80 piqûres, a gagné 4 kilogrammes. Plus de bacilles.

Va très bien, a repris ses occupations.

Obs. LXX. — M. Ch..., 39 ans, garçon de magasin. Hémoptysies depuis 8 mois, a eu une congestion pulmonaire droite, il y a 18 mois, tousse et crache beaucoup, a beaucoup maigri ; a de la submatité du sommet droit, respiration obscure et râles à droite, en avant et en arrière respiration soufflante ; à gauche, quelques craquements.

A reçu 80 piqûres, a augmenté de 7 kilogrammes. Plus de bacilles.

Est à peu près guéri.

Observations dues à M. le docteur S. Diamantberger,

Médecin en chef du Dispensaire du IXe arrondissement.

Obs. LXXI. — Mathilde Cr..., 21 ans, domestique. Se présente au dispensaire antituberculeux du IXe arrondissement, avec une infiltration assez avancée des 2 sommets, mais avec un ramollissement d'aspect très perceptible du sommet droit. Tousse beaucoup, crache énormément, a maigri considérablement. Elle est soumise à une série de 30 piqûres de Dioradin, durant les mois de janvier et février et aujourd'hui elle est presque guérie ; son poids de 49 kgr. 300 est monté à 59 kgr. 100 dans l'espace de 6 semaines. Sa toux, l'expectoration et les signes stéthoscopiques sont presque entièrement disparus.

Obs. LXXII. — Mme D..., 35 ans, mariée, tousse depuis 2 ans ; a eu des hémoptysies abondantes, expectoration abondante et de nombreux bacilles. Infiltration des 2 sommets, ramollissement du sommet droit, une série de 40 piqûres de Dioradin en octobre et novembre. Grande amélioration. En janvier et février, seconde série de 30 piqûres. Amélioration notable, augmentation de poids.

Obs. LXXIII. — C. Sarah..., 16 ans et demi, tousse et crache depuis 6 mois ; aux 2 sommets on entend des craquements nombreux et quelques râles sous-crépitants. Bacilles nombreux dans les crachats, amaigrissement rapide, fièvre vespérale ; une première série de 40 piqûres en juillet l'améliore rapidement ; et en septembre une seconde série de 40 piqûres la guérit d'une façon complète.

Un examen récent ne permet plus de retrouver les anciennes lésions ; les bacilles n'existent plus dans les rares crachats de la malade et le poids a monté de 49 kilogrammes à 51 kgr. 500.

Obs. LXXIV. — Mosk... Rose, 28 ans, se présente en septembre 1911 au dispensaire antituberculeux du IX° arrondissement, avec une toux constante et des expectorations abondantes et bacillaires datant de plusieurs mois. Elle a un peu de fièvre, un peu d'amaigrissement, de l'inappétence et aussi quelques sueurs nocturnes.

Au sommet gauche, matité sous-clavière et respiration soufflante inquiétante, quelques râles humides alternant avec des craquements discrets. Poids : 56 kgr. 200 ; une série de 40 piqûres de Dioradin jusqu'à fin octobre, augmentation de 2 kilogrammes. La toux et les crachats complètement disparus. Localement on ne peut plus révéler qu'un nombre très restreint de craquements, amélioration notable .La malade cesse de venir.

Obs. LXXV. — C... E·amanuel, 20 ans, mécanicien, tousse et crache depuis un an, a eu à l'âge de 8 ans une pleurésie. Il y a quelques mois a eu 2 hémoptysies abondantes, séjour à Lariboisière en août. Le sommet gauche est infiltré, et l'auscultation révèle des râles sous-crépitants disséminés. Poids : 59 kgr. 100.

En octobre, une série de piqûres de Dioradin.

Tous les signes s'améliorent. Le poids augmente et aujourd'hui elle a 61 kgr. 700. Elle mange bien, se sent plus forte, tousse encore mais peu, ne crache plus du tout. Amélioration.

Observation recueillie par M. le docteur Boatman, Los Angeles, Californie (Etats-Unis).

Obs. LXXVI. — Cas de M. E..., fermier, homme cultivé et d'une excellente éducation, qui est venu du sud de Minnesota à Los Angeles pour se soigner la poitrine. Agé de 53 ans, marié, sa femme et son fils, âgé de 5 ans, sont en parfaite santé. Hérédité. — Le père et la mère ont vécu jusqu'à environ 70 ans, tous les deux sont morts de pneumonie. Le malade dit qu'une de ses sœurs est atteinte de tuberculose. Une autre sœur est morte d'un carcinome gastrique à l'âge de 40 ans. Deux sœurs et quatre frères sont encore vivants et en bonne santé.

Antécédents du malade. — Avant les atteintes de la présente maladie, il s'est toujours senti fort et bien portant, ayant toujours été habitué à une vie active et au plein air. Il y a à peu près deux ans il fut atteint d'une toux obstinée, accompagnée de douleurs pleurétiques. Sa toux continua, puis vinrent des sueurs nocturnes, la fièvre le soir, la perte de l'appétit et le manque

de force. Il perdit 25 livres et pendant les huit derniers mois il avait des hémorragies fréquentes. Cinq médecins différents l'examinèrent. Aucun ne lui dit quel était son état, sauf le dernier médecin qu'il consulta, qui lui conseilla de venir en Californie, ce qu'il fit, arrivant à Los Angeles le 8 octobre 1911.

Etat le 14 octobre 1911. — A cette date je fus appelé à voir le malade et j'ai trouvé qu'il présentait les symptômes et les caractères suivants : douleurs aiguës et constantes à la poitrine, particulièrement au côté droit, aggravées par la toux. Le malade toussait presque continuellement, expectorait des crachats épais et jaunâtres et avait d'abondantes sueurs nocturnes. Appétit presque nul ; légère constipation ; température 102°,15 ; pulsation 104 ; respiration 28 ; poids 145 livres ; il pesait autrefois 170 livres en moyenne ; faiblesse marquée.

L'examen de la poitrine montra une dépression de l'espace droit supraclaviculaire et un mouvement respiratoire défectueux sur le côté droit. La palpation nous révéla un frémissement exagéré à la partie supérieure du poumon droit. La percussion montre une submatité bien marquée au côté droit s'étendant jusqu'à la cinquième côte. Une légère submatité également dans la région gauche supraclaviculaire. L'auscultation nous fait trouver de nombreux râles humides plus ou moins forts sur une large surface et de légers frottements pleurétiques à la partie droite sous-claviculaire.

L'examen des crachats montra qu'ils étaient remplis de bacilles tuberculeux. Quelques staphylocoques et streptocoques s'y trouvaient aussi. Le cœur et le rein étaient normaux.

Diagnostic. — Tuberculose avancée du deuxième degré du poumon droit et commencement d'atteinte au sommet gauche.

Traitement. — Je me suis occupé de ses besoins immédiats par des soins internes et locaux. Je l'ai mis à un traitement tonique reconstituant et j'ai immédiatement télégraphié à New-York pour que l'on m'envoie une certaine quantité de Dioradin. En attendant cet envoi, j'ai obtenu une amélioration des symptômes aigus par une médication interne. J'ai fait transporter le malade dans une villa dans les faubourgs de la Cité et lui ai donné les instructions ordinaires sur les habitudes d'hygiène, la manière de vivre, la nourriture, etc.

Il reçut sa première injection de Dioradin le 22 octobre 1911, puis une injection, chaque jour, jusqu'à la dixième dose ; ensuite, je lui ai donné des injections tous les deux jours jusqu'au 2 décembre 1911. J'ai arrêté le traitement jusqu'au 13 décembre et j'ai recommencé une seconde série d'injections semblables. Il a reçu jusqu'à présent 49 injections. Presque toutes furent faites dans la fesse au moyen d'une seringue hypodermique tout en métal et avec une aiguille extra-longue. J'ai nettoyé la surface de la peau avec de l'alcool et de l'éther. La seringue et l'aiguille furent lavées à l'alcool avant et après, pour éviter des ennuis et assurer l'asepsie.

Résultat du traitement. — Le malade commença à aller mieux au bout de deux semaines de traitement et son état s'est beaucoup amélioré depuis. Il n'a jamais ressenti aucune douleur, ni effet désagréable à l'endroit de l'injection. Il a gagné 11 livres, son appétit a augmenté et les sueurs nocturnes ont complètement disparu. Sa température, le soir, est la plupart du temps normale et rarement au-dessus de 99°,4. Ses forces ont augmenté, il dort bien, toussant seulement deux ou trois fois par nuit. Sa douleur de gorge a disparu et à l'examen on trouve que les lésions n'ont pas augmenté. Les crachats contiennent encore des bacilles tuberculeux, mais en moins grand nombre; le malade suit encore le traitement et son poids augmente d'à peu près 2 livres par semaine.

C'était un cas difficile pour n'importe quel traitement, mais les résultats heureux et surprenants obtenus avec le Dioradin m'autorisent à conclure que dans ce remède nous trouverons un agent très puissant pour détruire ou empêcher le développement des bacilles tuberculeux.

Observations dues à M. Atkinson Stoney,

Chirurgien des hôpitaux de Dublin.

Obs. LXXVII. — P. B...; 40 ans. Reçu à l'hôpital le 29 avril 1911, avec gonflement énorme du bras droit, du coude, du poignet abcédé. Il y avait aussi dactylitis tuberculeuse du médius, de l'épididymite double, avec fistule à gauche, cinq fistules au pied droit, trois au pied gauche. Le 6 mai, ouverture de l'abcès du bras et drainage. L'os n'est pas gratté. On est obligé d'amputer le médius. Le 1er juillet, amputation du testicule droit.

On commence les injections de Dioradin le 18 août 1911. A ce moment, toutes les fistules suppurent. Après 39 piqûres, les fistules du bras, de l'aine, du scrotum, des jambes sont toutes guéries. L'épididymite gauche est diminuée de volume. Le malade a augmenté de livres et demie.

Obs. LXXVIII. — C. M..., 11 ans, fillette admise le 18 octobre 1911, avec tous les symptômes de coxalgie gauche : boiterie, mouvements très douloureux, gonflement de la hanche, adénite de l'aine gauche; aux rayons X, obscurité des lignes du côté gauche.

Après 35 injections de Dioradin, les douleurs ont disparu. Tous les mouvements sont libres. Diminution du gonflement de la hanche. Augmentation de poids, 2 livres et demie.

Obs. LXXIX. — S. H..., âgé de 6 ans, est entré à l'hôpital le 6 janvier 1911, avec un vaste abcès de la hanche droite allant par dessus le grand trochanter jusqu'au milieu de la hanche. Ouverture de l'abcès le 28 janvier. Cavité injectée avec une solution de glycérine à la formaline. Fistule consécutive.

Le 29 avril, nouvelle intervention chirurgicale et drainage de deux nouveaux pertuis. La hanche, inclinée à angle droit, est douloureuse au moindre mouvement. On fait à ce malade des injections de tuberculine sans succès.

Le 18 août, l'état local et général s'empire. On commence alors les injections de Dioradin (1/2 centimètre cube par jour); après 40 piqûres, la température, qui était élevée, redevient normale. Trois fistules sur 4 sont fermées. Quelques mouvements de la hanche sont possibles et cela sans aucune douleur. L'enfant a augmenté

de 9 livres et demie. La quatrième fistule, grattée et désinfectée, a guéri après 4 pansements.

Le malade recevra une deuxième série.

Obs. LXXX.— M. B..., 18 ans, admis à l'hôpital, le 14 août 1911, pour une tumeur blanche au genou droit, dont l'origine remonte à 5 années. Au périmètre, le genou droit a 5 centimètres de plus que le gauche. Fluctuation nette. L'examen aux rayons X ne montre pas d'altération des os. On ponctionne le genou et on commence les injections de Dioradin. Après 40 piqûres, les douleurs du genou ont disparu, et le genou emplâtré n'est plus tendu. Le poids du malade a augmenté légèrement.

Obs. LXXXI.— P. J..., 26 ans, entre pour cystite tuberculeuse très douloureuse. Polyurie. Urines alcalines contenant du sang, du pus et des bacilles de Koch. Deux injections de tuberculine sans résultat. Grande perte de poids. Ancienne cicatrice tuberculeuse au cou. Piqûres de Dioradin à partir du 16 août. L'état général s'améliore et après 40 piqûres, la malade a gagné 5 livres un quart. La malade peut même retenir les urines et sa sécrétion est moins douloureuse. Plus de sang, ni de streptocoques, ni de bacilles dans les urines.

Obs. LXXXII.— J. N..., 14 ans, admis à l'hôpital le 14 septembre 1911, pour coxalgie de la hanche gauche. A déjà gardé le lit, avec extension du membre gauche depuis 5 mois. Le 31 janvier 1911, l'articulation a été ouverte et on a fait l'amputation de la tête du trochanter. Drainage. Fistules suppurantes depuis. Amaigrissement considérable.

Injections de Dioradin à partir du 24 décembre. A cette époque, large plaie suppurante d'apparence mauvaise. Température irrégulière montant le soir.

Après 32 piqûres, la plaie a considérablement diminué, a bon aspect. Il n'y a plus qu'un léger suintement. Augmentation de poids, 8 livres et demie.

Obs. LXXXIII. — Mme D..., 30 ans, entrée à l'hôpital le 22 août, pour ostéite raréfiante du tibia et tuberculose tibio-tarsienne, affection vérifiée aux rayons X. Le membre fut emplâtré et on commença les injections de Dioradin le 25 août 1911. Après 40 piqûres : augmentation de poids, 4 kilogrammes. Le gonflement de l'extrémité inférieure et du pied est considérablement diminué. La douleur a diminué beaucoup également.

Obs. LXXXIV.— S. H..., admise à l'hôpital le 4 décembre 1911, atteinte de tuberculose fibreuse du poumon gauche et de péritonite tuberculeuse avec épanchement très abondant. Plusieurs examens de crachats furent positifs.

Après 30 injections de Dioradin, l'ascite a complètement disparu et la malade se sent très bien. A la pesée, la malade accuse 3 livres de moins, mais n'a pas maigri; cette perte de poids est due à la disparition du liquide ascitique très abondant.

Obs. LXXXV.— N. R..., âgée de 30 ans, admise le 15 septembre, souffrant de lupus de la figure, du nez et des joues. Reçu 40 piqûres de Dioradin de 1 centimètre cube dont la dernière le 11 novembre. Poids augmenté de 4 livres. Tous les ulcères sont cicatrisés, et la santé générale beaucoup améliorée. Il y a encore de l'érythème et une autre série de piqûres va être commencée.

La malade recevait le traitement de Fiusey pendant la série de piqûres.

Obs. LXXXVI. — M. G..., âgée de 40 ans, admise à l'hôpital le 31 juillet 1911. Douleurs au dos pendant 2 ans, avec engourdissement, aggravations pendant les 6 derniers mois. A l'examen, scoliose bien nette, courbe dorsale convexe à droite, avec épine de la quatrième vertèbre lombaire accentuée. Raideur de la colonne vertébrale. Douleurs lombaires en pressant les épaules ou en percutant les pieds à la marche ou au moindre mouvement. Les rayons X montrent que la quatrième vertèbre lombaire est presque complètement détruite. Le repos au lit jusqu'au 18 août a fait un peu disparaître les douleurs. Ce jour-là, on a commencé des injections de Dioradin. Elle pesait alors 9 stones. Reçu 40 injections de 1 centimètre cube, la dernière le 8 novembre. Elle pesait alors 9 stones, 13 lbs. Pas de douleurs ou sensibilité au dos. A la projection dans la région lombaire, la scolosis n'est pas changée. Mouvements en arrière et latéraux de l'épine sont bons, mais mouvement en avant mauvais, peut seulement placer les mains et les genoux en se penchant en avant. Pas de douleurs, seulement une raideur en essayant de se pencher. Pas de douleurs en marchant ou sautant avec l'un ou l'autre pied. La malade ne garde plus son lit. Renvoyée le 21 novembre. Retournera bientôt pour une seconde série de piqûres.

Obs. LXXXVII. — P. B..., âgé de 14 ans, admis le 14 octobre 1911. Il y a 3 ans, avait des douleurs à la hanche droite et au genou. Traité pour rhumatisme. En 1910, en hôpital 2 mois avec des signes bien prononcés de tuberculose de la hanche. Gardé alité avec extension ; emplâtré et puis renvoyé.

Admis de nouveau en janvier dernier, et, en ôtant le plâtre, on trouvait que la maladie était plus grave et plus prononcée. Gonflement considérable. Douleurs en faisant le moindre mouvement. Alité 3 mois avec extension ; quelque amélioration. Emplâtré de nouveau et renvoyé.

Quand il fut admis cette fois-ci, son état était encore pire : flexion et abduction augmentées. La hanche entière gonflée. Abcès énorme de l'aine. Beaucoup de mal en tâchant de se lever.

Le 14 octobre, l'abcès fut percé : presque un litre de pus tuberculeux évacué. Incision faite : cavité nettoyée et emplie de gaze. Drainage. Gaze ôtée 2 jours après, tube 10 jours après. Pas de décharge : plaie cicatrisée. La position de la jambe est améliorée à la date de l'opération et l'extension appliquée quelques jours après.

Dioradin : trois quarts de centimètre cube, commencé le 10 octobre avant l'opération et a été continué. A l'heure qu'il est (25 novembre), toutes les incisions cicatrisées, la jambe en bonne position, quelque mouvement, pas de douleur. Poids augmenté de 5 livres. Reçu 38 piqûres. Aussitôt cette série (de 40) finie, il sera remis en plâtre et renvoyé pour revenir prendre une deuxième série de piqûres.

Obs. LXXXVIII. — T. G.... âgé de 6 ans, admis à l'hôpital plusieurs fois avec pleurésie, adénites, abcès à la jambe et au pied gauches. Réaction Von Pirquet, positive ; réaction de Wassermann, négative.

Le 4 avril, castration du côté gauche pour épididymite tuberculeuse. Le 25 avril, des glandes tuberculeuses au cou étaient enlevées.

Le 23 mai et 12 juillet, les fistules étaient grattées. Avril à août, 12 piqûres de tuberculine.

État au milieu d'août : fistule de la jambe gauche, de la plante du pied gauche, submatité au sommet droit. Il pesait 23 livres et demie.

Injections de Dioradin (un demi-centimètre cube) commencées le 18 août. Toutes les fistules (excepté la submaxillaire) fermées. Alors la coqueluche survient et, avant que l'enfant ne fût guéri de cette complication, les fistules du pied s'ouvrirent, et une conjonctivite phlecténulaire de l'œil gauche se développait, et on l'envoyait dans un autre hôpital le 13 novembre. Reçu 38 piqûres ; pesait 40 livres et demie.

Observations dues à M. le docteur Ricard, de Grenoble.

Obs. LXXXIX. — M. R..., 30 ans, courtier en bestiaux, à Grenoble.

Laryngite bacillaire avec bronchite. Malade depuis quatre ans, le malade est complètement aphone. Des confrères consultés à ce sujet en septembre 1911, déclarent catégoriquement qu'il n'y a pas d'issue favorable possible. D'ailleurs, le malade est cachectique, l'anorexie est complète.

Nous commençons au début de septembre une série de 40 piqûres de Dioradin. Au 20 novembre, nous constatons à l'examen laryngoscopique une disparition complète des lésions observées au début du traitement. M. R... a un excellent appétit, il a augmenté de 6 kilogrammes, la voix revient.

Nota. — La disphagie a disparu ainsi que les douleurs laryngées après 6 piqûres seulement.

Obs. XC. — Mlle T..., 14 ans, à Grenoble.
Bronchite bacillaire au deuxième degré.

Le début de la maladie est passé inaperçu ; lorsque nous voyons cette malade pour la première fois, elle tousse par quintes, elle a de la température chaque soir, l'appétit est mauvais, quelques vomissements.

L'examen bactériologique nous révèle la présence du bacille de Koch.

A l'heure actuelle, après 30 piqûres de Dioradin, la toux a cessé, l'appétit est excellent.

Nous pensons à une guérison certaine.

Obs. XCI. — M. G..., à Domène, 21 ans, ouvrier mécanicien ; pas d'antécédents héréditaires, pas de maladies antérieures.

Nous voyons ce malade à notre cabinet pour la première fois le 18 octobre. Il nous déclare qu'étant mécanicien à Paris dans une usine d'auto, il dut au mois de mai consulter un de nos confrères de Puteaux qui lu déclara qu'il s'agissait d'une bronchite chronique et qu'il lui fallait cesser tout travail. Ce jeune homme vint alors dans l'Isère chez ses parents ; les symptômes du début ne firent que s'aggraver, et lorsque nous le voyons pour la première fois les quintes de toux qui le prennent à chaque instant, son facies de cachectique, ne nous laissent aucun doute sur son état. Notre malade n'a aucun appétit et vomit très souvent ; sueurs nocturnes, température élevée chaque soir complètent le tableau clinique de ce cas que nous jugeons très grave. A l'auscultation on trouve à gauche de gros râles humides et à droite de la rudesse respiratoire au sommet, des râles congestifs à la base.

Nous commençons immédiatement une série de piqûres avec du Dioradin. Les premières piqûres sont mal tolérées. Après les piqûres la température vespérale monte jusqu'à 40° pour redescendre le matin à 37°,6. Cette période de grandes oscillations se maintient pendant huit ours ; puis la température commence à diminuer pour disparaître définitivement au quinzième jour. Il convient de noter que pendant ce temps la toux diminue, que les vomissements s'arrêtent et que l'appétit revient.

Après une série de 30 injections, notre malade nous déclare qu'il se trouve complètement remis, qu'il ne tousse plus et que l'appétit est excellent. A l'auscultation nous ne retrouvons que la rudesse respiratoire. L'augmentation de poids qui nous est accusée est de 5 kilogrammes.

NOTA. — L'examen bactériologique des· crachats fait au début du traitement, nous avait révélé de nombreux bacilles de Koch.

Il faut également retenir que ce malade fut réformé pour le service militaire le 20 octobre dernier pour une bronchite bacillaire au deuxième degré.

Observations dues à M. le docteur Isidore Varos, de Budapest (Hongrie).

OBS. XCII. — M. M..., jeune fille de 13 ans, parents sains. Je l'ai auscultée avec un de mes confrères et aous avons constaté une bronchite du sommet droit.

Examen des crachats négatif.

Après traitement, la fièvre diminue, la malade peut quitter le lit.

Comme elle avait chaque soir une augmentation de température, nous avions des soupçons et nous fîmes faire en mars un nouvel examen des crachats.

Ils contenaient de nombreux bacilles de Koch.

Nous avons envoyé la malade dans un sanatorium marin.

Elle y resta plusieurs mois sans que son état s'améliorât autrement que par une augmentation de poids.

Elle part du sanatorium pour la campagne, où elle fut prise, le troisième mois, d'une forte fièvre précédée de frissons.

La malade s'est fort amaigrie et on perçoit, entre la 5ᵉ et la 6ᵉ côte, de la rudesse respiratoire.

On trouve à l'auscultation de la matité à la base du poumon.

La température varie entre 39°,8 et 40°,3.

Les antipyrétiques, la créosote ne donnent aucun résultat.

La malade a constamment la fièvre, avec quelques dixièmes de différence.

Nous commençons alors le traitement par le Dioradin. Le première injection est faite le 15 septembre 1910, la fièvre était de 38°,6.

Le 16 du même mois, la température s'est abaissée 38°,3.

Le 17 septembre, deuxième injection, températu 37°,7 ;

Le 18 septembre, troisième injection, température 38

Le 19 septembre, quatrième injection, températu 37°,8 ;

Le 20 septembre, cinquième injection, températu 37°,6 ;

Le 21 septembre, sixième piqûre, température 37° ;

Le 22 septembre, septième piqûre, température 37°,

Le 23 septembre, huitième piqûre, température 37°,2 ;

L'état général de la malade s'améliore progressive ment, l'appétit reprend, elle tousse peu.

Les piqûres ont été faites tous les deux jours, e l'effet favorable produit sur la malade est visible.

Elle peut quitter le lit un peu chaque jour et elle aug mente de poids après dix piqûres.

L'examen des crachats révèle encore des bacilles.

Nous interrompons les injections jusqu'au 23 no vembre. Après cette date, nous faisons vingt-quatr autres piqûres appliquées tous les deux jours.

La température nocturne n'excède pas 37°,1. L'éta général est bon.

L'augmentation de poids est de 5 kilogrammes. On trouve que très peu de bacilles.

La guérison s'accentue en janvier 1911. On perçoit à peine les symptômes locaux, et l'infiltration de la bas du poumon a complètement cessé.

Plus de toux, peu de crachats où les bacilles se co lorent à peine. Nouvelle augmentation de poids.

Nous avons examiné les crachats plusieurs fois depui six mois et nous n'avons jamais plus trouvé de ba cilles.

La malade se sent parfaitement guérie, et on peut l considérer comme telle.

OBS. XCIII. — P. A..., jeune fille de 29 ans, tombée ma lade en janvier 1904, forte fièvre, hémoptysies.

La mère vivante est saine, le père est mort de tuber culose.

Le sommet gauche est atteint.

Sur mon conseil, elle entre au sanatorium Élisabeth

Elle y reste en traitement du 18 novembre 1904 a 18 avril 1905.

Son état s'est amélioré pendant son séjour au sana torium.

Elle toussait peu, reprenait de l'appétit. Son poids augmenté. Les crachats contiennent des bacilles.

Elle contracte, en mai, une bronchite dont elle guérit

Après un repos de trois mois, elle est plus forte et augmente de poids, puis elle reprend son travail.

Le travail constant l'épuise cependant très vite. Elle a souvent la fièvre, les quintes de toux reprennent, elle a plusieurs fois des hémoptysies.

Elle se présente chez moi le 15 juin 1911.

A l'auscultation, je constate une caverne au sommet du poumon gauche.

L'examen des crachats révèle de nombreux bacilles.

Poids, 39 kilogrammes ; température, 37°,2-38°, inappé tence.

Je fais à la malade des piqûres de Dioradin tous les deux jours, à raison de 1 centimètre cube et, après quatre jours, l'état général de la malade s'est considérablement amélioré. Les quintes de toux disparaissent, l'appétit reprend, le poids augmente d'un kilogramme.

Au cours de la guérison, le poids augmente de 39 à 43 kilogrammes.

La malade devient plus gaie, veut reprendre le travail. Le nombre des bacilles dans ses crachats a également diminué.

La malade se trouve actuellement dans le même état satisfaisant, et je continue l'application du Dioradin.

Observations dues à M. le docteur DAUNIC,

Chef de travaux à la Faculté, médecin des hôpitaux de Lille.

Obs. XCIV. — Dans le premier cas, il s'agit d'une jeune bacillaire, âgée de 20 ans.

Sous l'influence du médicament, seize injections, l'amélioration est manifeste. Elle se trouve plus forte, a meilleur appétit. Les signes stéthoscopiques ne se sont pas encore bien modifiés, mais l'état général est incontestablement meilleur.

Obs. XCV.— Dans le second cas, il s'agit d'un garçon de café alcoolique, syphilitique et tuberculeux, âgé de 61 ans, syphilis ayant entraîné un tabès confirmé (deuxième période), tuberculose ayant infiltré le sommet droit et s'étendant aussi au larynx (raucité de la voix, dysphagie).

Sous l'influence de seize injections, le malade a beaucoup changé; l'appétit, qui était nul, est revenu, les forces ont augmenté, le poids est passé de 54 à 55 kilogrammes, l'expectoration a diminué, la voix s'est éclaircie et ces phénomènes heureux persistent depuis six mois.

Actuellement, le malade refuse une nouvelle série, à cause des douleurs fulgurantes dont il souffre, et qui seraient, dit-il, occasionnées par les piqûres faites il y a six mois.

Je le déciderai peut-être lorsqu'elles auront disparu, à faire une nouvelle série.

Dès que j'aurai d'autres malades moins récalcitrants, je continuerai les essais, qui, comme vous le voyez, sont plutôt très encourageants.

Observations dues à M. le docteur Galand, de Cambrai.

Obs. XCVI.— 1º Jeune homme, 20 ans. Bronchite consécutive à un refroidissement brusque. Hémoptysies répétées. Caverne au sommet gauche. Expectoration purulente. Fistule anale. Père mort tuberculeux.

Les injections de Dioradin données chaque jour pendant une semaine, puis espacées pendant plusieurs jours stimulent l'appétit, relèvent le poids, diminuent la sécrétion bronchique. L'amélioration est donc notable, bien que, eu égard aux antécédents héréditaires, le pronostic demeure sévère.

Je me propose de reprendre le Dioradin d'ici peu.

Obs. XCVII. — 2º Instituteur adjoint, 22 ans. Ancienne pleuro-pneumonie, avec emphysème, essoufflement, dysp-

née, crachats nummulaires, mais non-bacillaires. Appétit capricieux, moral affecté, forces fréquemment déficientes. A été jadis traité par la Paratoxine du professeur Lemoine, qui l'a momentanément amélioré.

Lorsqu'il se présente chez moi, le sujet est anémié et tousse avec une nouvelle violence.

Je lui prescris les pilules Hamatiques Géraldy, qui font disparaître rapidement sa pâleur; puis je lui donne de nombreuses piqûres intra-musculaires de Dioradin qui en deux mois lui permettent de reprendre un service pénible assez longtemps interrompu.

Observations dues à M. le docteur Camille Joubert, de Thiers (Puy-de-Dôme).

Obs. XCVIII, CXIX et C. — J'ai employé, dit ce praticien distingué, le Dioradin sur trois malades : l'un a succombé rapidement à des accidents méningitiques, il avait des lésions pulmonaires peu avancées, mais avait une intoxication saturnine prononcée, avec paralysie type.

Un deuxième malade atteint de laryngite bacillaire, a vu une amélioration après douze piqûres, mais n'a pas continué, car il a quitté Thiers.

Un troisième malade, porteur de deux foyers pulmonaires, avec râles humides et craquements, fièvre le soir, dyspepsie, amaigrissement, etc., a vu la fièvre tomber, l'oppression diminuer, et a augmenté de 2 kilogrammes, après les dix premières injections.

Les signes stéthoscopiques ne sont pas modifiés et je vais lui faire faire une deuxième série de quarante.

Observations dues à M. le docteur Mothes,

Ex-interne des Hôpitaux, Châteauneuf-sur-Charente.

Obs. CI et CII. — J'ai deux cas extraordinairement intéressants, dit ce praticien.

J'ai en effet traité deux arthrites, l'une du genou, l'autre de la hanche.

J'ai appliqué la méthode de Calot, mais en remplaçant son liquide par le Dioradin.

Les effets ont été tout simplement merveilleux.

Il eût été intéressant de faire les examens microscopiques du pus retiré des diverses ponctions évacuatrices au cours des injections.

Je me mets à votre disposition pour les renseignements que vous pourrez désirer et crois qu'il serait très intéressant encore une fois de constater les modifications de l'état du pus au cours de la durée du traitement.

Observation due à M. le docteur Charmont,

Directeur de l'établissement Anne-Marie, à San-Salvadour, Hyères.

Obs. CIII. — Dans mon service hospitalier, dit ce clinicien, je viens de commencer des injections de Dioradin chez un enfant granulique généralisé, avec fièvre hectique tous les soirs de 39º à 39º,8.

J'avais perdu tout espoir après essai de toutes les thérapeutiques.

Depuis la première injection, il y a huit jours, je n'ai plus eu que 37° à 37°,5.

L'enfant a pu se lever depuis le second jour et reprend de la nourriture. C'est un petit garçon de 10 ans.

Ce sera, j'espère, une observation intéressante, que je vous ferai parvenir.

CHAPITRE VI

Réflexions sur les faits cliniques et les résultats.

Dans la variété si dissemblable d'observations cliniques que nous venons de rapporter il est évidemment difficile de formuler un jugement uniforme et homogène. Nous pouvons cependant dès maintenant faire ressortir les points essentiels de l'iodo-radiumthérapie et exprimer des considérations générales sur cette nouvelle méthode de traitement de la tuberculose.

Des multiples observations consignées par des cliniciens si divers, un fait émerge et s'impose : c'est que le Dioradin a une action puissante sur la plupart des formes cliniques de la tuberculose. Personne ne pourra plus en douter. Cette action relativement rapide se traduit par une transformation immédiate, par une amélioration de la nutrition. Presque tous les malades, même les cas les plus graves, ont subi cette influence et ont augmenté de poids.

Bien entendu ici comme précédemment, nous insistons avec M. le docteur de Szendeffy et d'autres cliniciens de ne pas soumettre à l'iodo-radiumthérapie des cas trop avancés, des malades désespérés et perdus irrémédiablement. Contre ces formes à pronostic fatal aucune médication ne pourra rien, pas plus en tuberculose que pour une autre variété pathologique. Mais on est en droit d'essayer le Dioradin chez tous les tuberculeux dont l'organisme offre encore une bonne résistance. Même dans les formes graves, mais avec un bon état général, on obtient quelquefois des résultats satisfaisants et au cours de ce

travail, nous citons plusieurs observations (malades qui étaient vraiment bien compro mis et chez lesquels nous et d'autres clin ciens nous avons obtenu une amélioratic surprenante. Nous parlerons de ces résulta avec plus de détails dans un instant.

Auparavant interprétons l'action du Dior din lui-même.

On se rappelle que l'iode agit à la fo comme modificateur de la nutrition et comm modificateur local. D'autre part, dans le c de tuberculose cutanée le radium peut tran former la lésion en tissu fibromateux.

L'action du radium sur la tuberculose cu née disent MM. Dominici et Barcat, est cara térisée par les trois phénomènes suivants

1° « Atténuation de la réaction inflamm toire simple péri-tuberculeuse.

2° « Organisation du stroma conjonctiv vasculaire siège de ce processus simpl suivant le type de l'angio-myxome.

3° « Extension de ce processus aux follicul tuberculeux eux-mêmes dont les cellules ép thélioïdes perdent leur conformation glob leuse pour s'allonger et s'anastomoser en u réseau de cellules fixes anastomotiques type embryonnaire.

« Il en résulte que le tissu épithélioïde d tubercules se change en partie au moins, tissu de myxome embryonnaire. La guéris s'achève par la transformation du my-xor en un tissu de sclérose à texture identique celle du fibrome pur. »

En injectant du radium dans des ganglio tuberculeux ou en soumettant ces ganglion des irradiations, M. le docteur Bogges, New York, a également guéri un très gra nombre de sujets porteurs d'énormes ad nites cervicales.

Nous pouvons donc affirmer aujourd'h en tenant compte des expériences personnell faites sur les animaux, en nous basant au sur les expérimentations tentées et rapporté par d'autres auteurs, que par l'association es deux médicaments l'iode et le radium, e Dioradin, agit, *in corpore*, en provoquant a métamorphose de la lésion tuberculeuse n un tissu scléreux semblable à celui qu'on bserve chez les tuberculeux qui guérissent pontanément de leurs lésions bacillaires. La guérison s'opère donc par transformation fibromateuse.

Au comité médical des Bouches-du-Rhône, e 19 janvier 1912, M. le docteur Raybaud a apporté une observation d'un malade avec congestion du sommet et hémoptysies abondantes à la suite d'injections du Dioradin. Nous avons suivi un bien grand nombre de tuberculeux à formes hémoptoïques et nous avons eu l'occasion de commencer souvent les injections de Dioradin pendant l'hémoptysie. Nous avons toujours observé que ces hémorragies pulmonaires cédaient rapidement après 8 ou 10 injections de Dioradin. Du reste, il y a longtemps que M. Oudin et d'autres cliniciens ont reconnu une puissante action hémostatique au radium, et cette propriété des sels radifères a été fréquemment mise à profit dans des hémorragies utérines abondantes et rebelles à d'autres traitements.

Il en est de même de l'hyperthermie. Chez la plupart des malades soumis aux injections de Dioradin, on voit au bout de quelques jours la température baisser et petit à petit la fièvre disparaît et la température revient normale.

Mais là où l'action du Dioradin est souveraine, c'est sur la nutrition. La grande majorité des malades soumis à l'iodo-radiumthérapie mangent et digèrent mieux et augmentent de poids. Tous les auteurs sans distinction ont observé cette amélioration de la nutrition, et c'est là un fait très important, car la plupart des tuberculeux, dont l'état biologique s'améliore, sont des malades qui ont des chances de guérir.

Chez presque tous les malades qui figu-

rent dans le tableau d'observations ci-dessus, on a examiné tous les quinze jours les crachats et on a analysé les urines. L'examen bactériologique a prouvé la diminution ou la disparition des bacilles des crachats, dont la quantité diminue singulièrement à la suite des injections de Dioradin. Chez certains malades les bacilles persistent, malgré l'amélioration de l'état général et de l'état local, et on observe simplement une diminution de l'expectoration qui est moins purulente. A l'examen bactériologique on constate alors l'absence des microbes associés au bacille de Koch. Or on sait que si ce dernier micro-organisme est un pathogène dangereux, il est surtout nocif quand il est accompagné de strepto, de staphylo ou de pneumocoques. Ces dernières bactéries étant détruites par les injections de Dioradin, on peut dire en quelque sorte qu'on stérilise l'organisme du malade.

L'analyse des urines décèle rarement la présence de l'albumine. Personnellement, nous déconseillons les injections de Dioradin quand on trouve de l'albumine dans les urines. Et cependant M. le professeur de Gerloczy a soigné par l'iodo-radiumthérapie un grand nombre de scarlatineux avec albuminurie et n'a jamais observé d'accident dû à ces injections. Par contre, sa statistique de guérisons de scarlatineux obtenues à l'hôpital des maladies infectieuses de Budapest est suggestive et démontre, suivant nous, l'action du Dioradin sur les streptocoques qui pullulent dans le nez et dans la bouche des scarlatineux. On est en droit de rapprocher cette action antistreptococcique à celle observée chez les tuberculeux.

Après ces quelques réflexions, revenons aux observations cliniques contenues dans ce travail ou publiées antérieurement. Dans tous les cas de tuberculose pulmonaire fermée, c'est-à-dire au premier stade de la maladie, on obtient un résultat immédiat et quasi certain. Dans ces cas où la maladie encore

insidieuse mais cependant facile à diagnosti-
quer soit par les moyens cliniques, soit par la
tuberculinisation: dès les premières injections
de Dioradin, l'état général du malade s'améliore et souvent après une première série de
quarante injections, on constate un véritable
retour à la santé même chez des travailleurs,
qui, nous l'avons souvent répété, ne vivent
pas toujours dans les meilleures conditions
d'hygiène et de confort. De même, certains
enfants de 10 à 15 ans, c'est-à-dire en pleine
croissance, sont très sensibles à l'iodo-radiumthérapie, quand la forme tuberculeuse dont
ils sont atteints n'a pas encore entraîné des
dégâts trop graves. Mais même dans ces cas
bénins, à résultats rapides, nous engageons
vivement les médecins à bien surveiller leurs
malades et de pratiquer une deuxième série
de quarante injections de Dioradin à la moindre alerte.

La plupart des malades, qui fréquentent
nos dispensaires et les hôpitaux, sont atteints
de tuberculose ouverte. Cependant, les résultats obtenus chez ces malades ne sont pas
défavorables quand l'organisme offre encore
une bonne résistance. Sans doute, le traitement est plus long et exige un plus grand
nombre d'injections de Dioradin (2 à 5 séries
de 40 piqûres). Néanmoins, l'amélioration de
l'état général et la modification des signes
cliniques (toux, expectorations, hémoptysie,
fièvre) sont très rapides et s'observent après
la première série de piqûres. La constatation
de cette amélioration par le malade et son
entourage encourage le tuberculeux et l'invite
à poursuivre le traitement jusqu'à complète
guérison.

Quand on examine régulièrement tous les
quinze jours le sputum de ces malades, on
note une véritable désinfection des crachats.
Les microbes associés du bacille de Koch diminuent et finissent par disparaître. Les
bacilles de Koch sont eux-mêmes d'une virulence moindre, diminuent de nombre dans la

plupart des cas et disparaissent définit
ment ou par intermittence. Ne peut-on c
parer cette action désinfectante des cracl
par le Dioradin aux résultats obtenus ave
même médicament, par le professeur
Gerloczy, chez un grand nombre de sca
tineux? De même le sang de nos tubercul
traités au Dioradin, démontre une augme
tion très appréciable des hématies. Tous
thérapeutes, qui se sont trouvés en prése
des difficultés du traitement des tubercule
apprécieront avec nous l'heureuse influe
du Dioradin sur les qualités biologiques
sérum sanguin, et l'action stérilisante pa
même agent de l'organisme. Ces deux p
priétés seules d'un agent thérapeutique su
raient pour le placer en première ligne et
tête de tous les médicaments antituber
leux.

Mais on peut guérir par d'autres moye
(régime hygiéno-diététique, repos, cure d'a
récalcification, etc.) des tuberculeux attei
au premier ou deuxième degré. Certes,
n'obtient les résultats que nous signalons
rapides chez nos tuberculeux soumis à l'io
radiumthérapie, qu'au bout d'une longue du
chez des malades qui ont les ressources m
térielles pour suivre une cure longue et co
teuse. Tel n'est pas le cas de la plupart
nos patients qui sont presque tous des o
vriers ou des employés incapables de quit
leur emploi et leur travail. Leur cure n'e
donc guère favorisée par des conditions e
ceptionnelles, et, malgré cela, les résult
obtenus chez eux sont beaucoup plus rapid
que ceux constatés chez des malades soign
dans des sanatoriums.

Voyons maintenant si l'on peut obtenir
résultat quelconque avec le Dioradin ch
les malades arrivés au troisième degré de
tuberculose pulmonaire. Pour les malad
atteints si gravement, il est très difficile d'e
primer une opinion uniforme. Non seuleme
chaque malade offre un aspect spécial, ma

encore une réaction particulière et individuelle. Tandis que certains malades sont très sensibles aux injections de Dioradin et en bénéficient très rapidement, chez d'autres on n'obtient pas d'effet thérapeutique, et la maladie continue à évoluer vers l'issue fatale. A quoi tient cette différence d'action ? C'est que les malades atteints de fonte tuberculeuse, de cavernes et d'infiltrations pulmoraires diffèrent singulièrement entre eux et par leur état général, et par leur degré d'infection, et par leurs antécédents, et par leur situation sociale, tous autant de facteurs dont il faut tenir grand compte. En tout cas, il y a une série de malades (tels les syphilitiques tuberculeux, les diabétiques, les sujets atteints d'insuffisance rénale ou hépatique, les éthyliques), qui ne profitent guère des injections de Dioradin.

Dans ces formes de tuberculose associée à un autre état pathologique, tout traitement est inutile et échoue habituellement. Il en est de même chez certains malades imprégnés de toxines, intoxiqués à ce point que la température élevée domine toute la scène pathologique et conduit à une mort rapide, sans que l'iodo-radiumthérapie ne puisse arrêter un instant l'évolution de la maladie. Heureusement, tous les tuberculeux atteints de cavernes et de fonte tuberculeuse ne se présentent pas toujours dans cet état lamentable et on consulte souvent des malades avec gargouillement et souffle tubaire dont l'état général offre encore une certaine dose de défense organique. Chez ceux-là, le Dioradin agit, et dans la plupart des cas où l'état général était encore passable, nous avons observé une amélioration très importante de la nutrition et de lésions tuberculeuses. Plusieurs observations citées au cours de ce travail ont trait à des malades arrivés au troisième degré et le résultat fut satisfaisant. Bien entendu, nous conseillons toujours à nos confrères de ne pas appliquer le Dioradin aux cachectiques et nous refusons cette méthode thérapeutique à tout malade arrivé à cette période avancée et désespérée. Comme nous l'avons dit dans une communication précédente, il y a des limites pour toute médication et le Dioradin n'est pas faiseur de miracles.

L'iodo-radiumthérapie n'a pas seulement été éprouvée pour la tuberculose pulmonaire. Certains confrères, comme M. le docteur Atkinson Stoney, chirurgien des hôpitaux de Dublin, ont expérimenté cette méthode dans des cas de tuberculose chirurgicale. Je rapporte quelques observations de cet éminent confrère qui a obtenu de bons résultats avec le Dioradin, chez des malades atteints de tumeur blanche, de lupus, de coxalgie, de mal de Pott, de fistules anciennes, etc. Ici on put suivre *de visu* l'efficacité thérapeutique du Dioradin qui a guéri de vieilles lésions tuberculeuses contre lesquelles l'intervention chirurgicale elle-même avait échoué antérieurement.

En résumé, la clinique concorde absolument avec les faits expérimentaux. Dès le mois d'octobre 1911, nous avons déclaré que les chiens inoculés avec des crachats bacillaires résistaient à cette infection quand on les traitait, peu de jours après l'inoculation, par le Dioradin. Or, M. Mallet, un vétérinaire distingué de la ville de Paris, a bien voulu faire des injections de Dioradin à un fox-terrier devenu tuberculeux spontanément (la tuberculose a été contrôlée par la réaction positive à la tuberculine). Ce chien s'est comporté absolument comme nos tuberculeux habituels : il s'est amélioré bien rapidement, a augmenté de poids dès les premières injections de Dioradin et il se trouve actuellement en pleine voie de guérison.

Conclusions.

Voilà cinq années que des savants consciencieux, MM. le docteur de Szendeffy, le professeur de Gerloczy, le professeur Augustin, le docteur Hertez-Aba, poursuivent des recherches expérimentales et cliniques sur l'iodo-radiumthérapie dans la tuberculose et d'autres maladies infectieuses.

Plus récemment, il y a deux années seulement, d'autres cliniciens et expérimentateurs, MM. les docteurs Bernheim, Hervé, Diamantberger, Atkinson Stoney, Michalovici, Leonet, Mirabail, Dromard, Zoaltay Kún, Ricard, A. Melha, Baud, Geiger, Belle, Ternet, Franc, Barbier, Daunic, Varos, Boatman, Galand, ont de leur côté expérimenté sur une vaste échelle le Dioradin chez un très grand nombre de malades atteints de différentes formes cliniques de tuberculose.

De ces recherches qui datent maintenant de cinq années consécutives, nous pouvons tirer des conclusions précises qui reposent sur des centaines de faits cliniques. Tandis qu'autrefois on n'utilisait que les irradiations du radium contre les cas de tuberculose chirurgicale, on a pu traiter pendant ces dernières années par des injections intramusculaires de Dioradin, ou iode radifère, un très grand nombre de malades atteints de variétés diverses de tuberculose et cela sans la moindre réaction locale ou générale. Dans notre statistique personnelle de 360 cas publiés ici et antérieurement, nous avons observé plusieurs tuberculeux fébriles, des formes de tuberculose hémoptoïque où le Dioradin employé avec prudence a fait disparaître la fièvre et l'hémoptysie.

Dans notre statistique de 360 observations relevées par nous-même ou par d'autres collaborateurs ou confrères, nous citons plusieurs cas de tuberculose chirurgicale (lupus, fistules anciennes, coxalgie, etc.) et de très nombreux cas de tuberculose pulmonaire améliorés ou guéris par des injections de Dioradin.

La durée du traitement est proportionnelle à la gravité des cas et à l'étendue des lésions pathologiques. Elle varie entre une et cinq séries. Chacune des séries comprend quarante injections de Dioradin.

Ajoutons que cette radiumthérapie présente des contre-indications. Tout d'abord, il faut exclure tous les cachectiques ; les tuberculeux atteints de troubles rénaux ne doivent pas recevoir non plus des injections. Mais la plupart des autres formes de tuberculose soumises au Dioradin sont susceptibles de tirer les plus grands bénéfices de ce traitement, et nous avons même observé des cas exceptionnellement graves qui ont profité de cette méthode de traitement. Nous pensons cependant qu'il vaut mieux ne pratiquer l'iodo-radiumthérapie que chez des tuberculeux dont l'organisme est encore en parfait état de résistance.

BIBLIOGRAPHIE

A. DE SZENDEFFY. — *Die heutige kenntniss der Tuberkulose u. die Wirkung radio activer Substanzen in XXXV Wanderversammlung der Ungarischen u. Naturforscher i Miskolez.*

G. POUCHET. — *L'iode et les iodiques.* O. Douin, 1900.

S. BERNHEIM. — *Traité clinique et thérapeutique de la tuberculose.* Société d'éditions scientifiques, Paris, 1902.

MARCEL LABBÉ et LORTAT-JACOB. — *Action comparée de l'iode et des iodures sur le poumon.* Société de Biologie 1903, tome LV, n° 14, 1ᵉʳ mai.

JOSEPH NOÉ. — *La médication iodique. Actualités thérapeutiques,* 1910, n° 1.

YERVAUT TCHAYAN. — *Étude physiologique et thérapeutique des dérivés organiques de l'iode.* Thèse, Paris, 1906.

BOURCET. — *Localisation de l'iode dans l'emploi des iodiques.* Thèse de Paris, 1900.

LORTAT-JACOB. — *Action spécifique de l'iode organique.* Thèse, Paris, 1903.

LAFAY. — *Élimination des iodures par l'urine.* Thèse Paris, 1893.

MULLER ET INADA. — *Action des iodures sur la viscosité du sang.* Analyse par Romme. *Presse médicale,* 4 janvier 1905.

Docteur SAMUEL BERNHEIM. — *Nouvelles recherches sur la radiumthérapie dans la tuberculose pulmonaire. Revue intern. de la tuberculose,* 9 décembre 1911.

DOMINICI ET BARCAT. — *Action du radium sur le tissu conjonctivo-vasculaire.*

ANDRÉ BAUD. — *Contribution à l'étude de la radiumthérapie dans la tuberculose,* in *Revue intern. de la tuberculose,* février 1912.

BOGGS. — *Traitement des lymphadénites cervicales tuberculeuses et des dermatoses tuberculeuses par les rayons X. New York medical Journal,* p. 380, 19 février 1912.

BARDET. — *Procédés modernes utilisés pour la médication iodique. Bull. général de thérapeutique,* juin, 1908.

Oudin. — *Action hémostatique du radium.*

Atkinson Stoney. — *Traitement de la tuberculose chirurgicale par le Dioradin.* Communication à l'académie de Dublin, décembre 1912.

Louis Wickham et Paul Degrais. — *Radiumthérapie,* 2ᵉ éd., J.-B. Baillière et fils, Paris, 1912.

Docteur C. Jacobs, de la faculté de Médecine de Bruxelles. — *Le radium, essais et résultats thérapeutiques en gynécologie.* Bruxelles, 1911.

Docteurs Jacobs et V. Geets. — *Le radium, aperçus généraux et critique.*

Docteur G. Petit, d'Alfort. — De l'utilisation des boues radio-actives permanentes en thérapeutique vétérinaire, n° 69, avril 1911. *Revue de pathologie comparée.* n° 78, janvier 1912.

Kreuznach-les-bains. — Communications radiologiques, 3ᵐᵉ année 1911.

Docteur A. Moeller. — *Le radium, ses applications thérapeutiques.* H. Lamertin, édit., Bruxelles, 1910.

Docteur A. Bayet. — *Le radium, ses effets thérapeutiques.* H. Lamertin, édit., Bruxelles, 1911.

Revue de physiothérapie chirurgicale et de radiologie, publiée par le docteur De Keating-Hart, n° de janvier-février 1912.

Maracco. — Injections médicales d'iode d'après la méthode de Durante. *Presse méd.,* mars 1896.

La valeur thérapeutique des émanations de radium dans les affections articulaires ; *Semaine médicale,* n° 6, 7 février, 1912.

Archives médico-chirurgicales de province, janvier 1912. Le traitement radiothérapique des adénites tuberculeuses.

Le sang des radiologues.—*Paris médical,* 1912, p. 276.

Docteur F. Gudzent (Berlin). — *Ueber den Einfluss physikalischer und chemischer Agentien auf die Löslichkeit der Harnsäuer.* Congrès de Wiesbaden, 1910.

Docteur Gudzent. — *Ueber den Gehalt von Radiumemanation im Blute des Lebenden bei den verschiedenen Anwendungsformen zu therapeutischen Zwecken,* Berlin, 1911.

Docteurs Gudzent et Loewenthal. — *Ueber den Einfluss der Radiumemanation auf den Purinstoffwechsel.* Berlin, 1910.

Docteur Gudzent. — *Klinische Erfahrung über die Behandlung der Arthritiden und der Gicht mit Radiumemanation.* Berlin, 1911.

Cousoli. — Ricerche chimiche sul comportarsi dell iodo nei tissuti tubercolari. *La Clinica Chirurgica,* n° 12, 1911.

27-3-12. — Tours, imprimerie E. Arrault et Cⁱᵉ.

PRINCIPAUX OUVRAGES DU DR S. BERNHEIM

1. *Cas graves de syphilis du cerveau* . . . . 1 volume.
2. *La tuberculose et la médication créosotée* . . . . 1 volume.
3. *Sanatorium pour tuberculeux* . . . . 1 brochure.
4. *Transfusion du sang de chèvre à l'homme* . . . . 1 brochure.
5. *Immunisation tuberculeuse et Sérumthérapie* . . . . 1 brochure.
6. *La tuberculine de Koch* . . . . 1 brochure.
7. *Traité clinique et thérapeutique de la tuberculose pulmonaire* (2ᵉ édition). . . 1 volume.
8. *Traité pratique de médecine clinique et thérapeutique, publié sous la direction*
    de MM. Bernheim et Laurent, avec 92 collaborateurs (2ᵉ édition). . . . . 6 volumes.
9. *Immunisation et Sérumthérapie.* . . . . 1 volume.
10. *Atlas microphotographique de MM. Itzeroti et Niemann* (traduction) . . . . 1 volume.
11. *Précis clinique de pathologie générale du professeur Krehl* (traduction) . . . 1 volume.
12. *Formulaire clinique de Vienne.* . . . . 1 volume.
13. *Le cœur chez les phtisiques* . . . . 1 brochure.
14. *La fièvre des tuberculeux.* . . . . 1 brochure.
15. *Traitement de la tuberculose, d'après la méthode du professeur Landerer* . . 1 brochure.
16. *La Digitale. Étude clinique, thérapeutique et expérimentale* . . . . 1 volume.
17. *La médication ergotée. Étude expérimentale et clinique* . . . . 1 volume.
18. *La tuberculose bucco-pharyngée* . . . . 1 brochure.
19. *Tuberculose et syphilis* . . . . 1 brochure.
20. *Tuberculose primitive des organes génitaux de la femme* . . . . 1 brochure.
21. *Tuberculose et grossesse* . . . . 1 brochure.
22. *Le bacille de Koch isolé ou associé* . . . . 1 brochure.
23. *Influence des maladies infectieuses sur le cœur* . . . . 1 brochure.
24. *La cure d'altitude dans la tuberculose* . . . . 1 brochure.
25. *La lutte pratique contre la tuberculose* . . . . 1 brochure.
26. *La défense internationale contre la tuberculose* . . . . 1 brochure.
27. *Tuberculose et Prostitution* . . . . 1 brochure.
28. *Pronostic de la tuberculose* . . . . 1 brochure.
29. *Cure de repos chez les phtisiques* . . . . 1 brochure.
30. *Cure alimentaire chez les phtisiques* . . . . 1 brochure.
31. *Accidents et complications de la vaccination* . . . . 1 brochure.
32. *Tuberculose primitive du larynx* . . . . 1 brochure.
33. *Les troubles psychiques chez les tuberculeux* . . . . 1 brochure.
34. *L'assistance du tuberculeux à domicile* . . . . 1 brochure.
35. *Hygiène et pratique de la désinfection dans les communes rurales et les petites*
    villes . . . . 1 brochure.
36. *De l'administration intestinale des médicaments.* . . . . 1 brochure.
37. *Tuberculose et Mutualités* . . . . 1 brochure.
38. *Tuberculose et Diabète.* . . . . 1 brochure.
39. *Tuberculose et Paludisme.* . . . . 1 brochure.
40. *Tuberculose, ses causes, son traitement.* . . . . 1 volume.
41. *Le Dispensaire antituberculeux.* . . . . 1 volume.
42. *Tuberculose et Blanchisserie* . . . . 1 brochure.
43. *La Déclaration obligatoire de la tuberculose* . . . . 1 monographie.
44. *Tuberculose et logements insalubres* . . . . 1 brochure.
45. *Valeur thérapeutique des tuberculines* . . . . 1 volume.
46. *Les portes d'entrée de la tuberculose.* . . . . 1 brochure.
47. *La viande de cheval dans l'alimentation* . . . . 1 volume.
48. *Écoles en plein air.* . . . . 1 brochure.
49. *Mesures prophylactiques dans les ateliers américains.* . . . . 1 monographie.
50. *Traitement de la tuberculose par le suc de viande de cheval* . . . . . . 1 monographie.
51. *Prophylaxie de la tuberculose dans les industries* . . . . 1 monographie.
52. *Formes curables et formes incurables de la tuberculose pulmonaire* . . . . . 1 monographie.

27-3-12. — TOURS, IMPRIMERIE E. ARRAULT ET Cⁱᵉ.